KB266992

간호사답게 생각하기

간호사답게 생각하기

황지원 지음

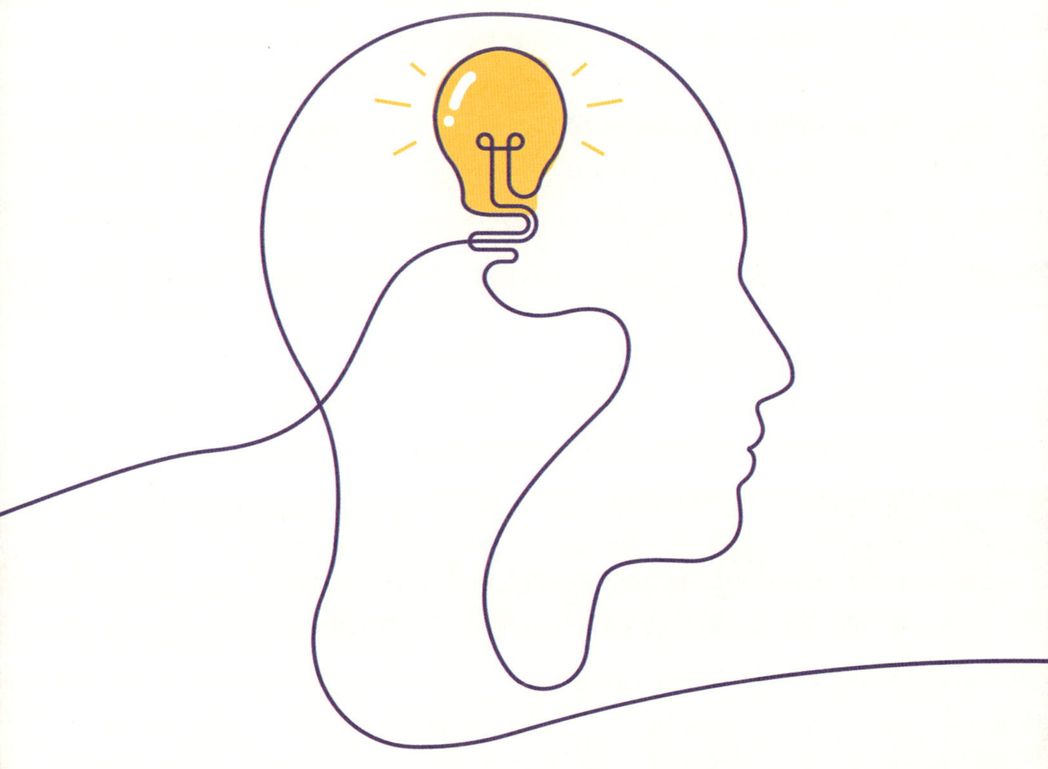

좋은땅

프롤로그

이제 더 이상 저는 병원에서 일하지 않습니다. 가족들은 여전히 제 행동이 너무 빠르다고 지적합니다. 38년 동안 몸에 밴 습관이 쉽게 사라지지 않는 듯합니다. 그 '빠름' 덕분에 제시간에 업무를 마칠 수 있었고, 짧게나마 식사 시간을 확보할 수 있었습니다. 환자나 동료 간호사들의 불편함을 신속하게 해결해야 한다는 강한 의무감이 늘 저를 빠르게 움직이게 했습니다.

간호 학생에서 신규간호사로 임상 현장에 발을 들이는 순간 상황은 급변합니다. 책상에 앉아서 배운 것을 차분히 되짚어 볼 여유는 없습니다. 선배들은 복잡하고 다양한 업무를 빠른 속도로 처리합니다. 그 모습을 보며 신입 간호사도 함께 속도를 내야 한다는 강한 압박감을 느낍니다. 공부할 것도 많고, 해야 할 일도 많습니다. 하지만 주어진 시간은 늘 짧습니다.

임상 현장은 단순히 빠르기만 한 곳이 아닙니다. 불확실성, 속도, 복잡성이 극대화된 공간입니다. 학부 때 배운 지식을 상황에 따라 적절하게 적용해야 합니다. 신규간호사는 새로운 업무를 배우고 익히기에도 급급한 현실에 놓입니다. 마음은 점점 급해집니다. 스스로 뜻대로 해내지 못한다고 느끼면서 불안해합니다. 나아가 자기 자신을 원망하기도 합니다.

그런데 우리는 왜 이러한 악순환을 반복하는 것일까요? 그 이유는 '어떻게 생각해야 할지'를 깊이 있게 배우지 못했기 때문이 아닐까 생각합니다.

오랜 시간 동안 임상 현장에서 치열하게 고민하고, 마음의 원리를 공부하며 채워 온 기록들을 이 책에 담았습니다. 제가 발견한 이 작은 배움들이 여러분의 막막한 순간을 밝혀 주는 따뜻한 길잡이가 되길 소망합니다.

이 책은 다음과 같이 구성되어 있습니다.
- Part 1: 선배 간호사의 경험을 통해 간호사의 사고가 왜 중요한지 그 이유를 찾아봅니다.
- Part 2~3: 인간의 뇌가 학습하고 기억하는 인지심리학적 원리를 통해 우리의 불완전한 생각과 기억을 이해합니다.
- Part 4~6: 인간이 학습하고 기억하는 원리를 바탕으로 간호사답게 공부하고, 생각하고, 임상에 적용하는 실질적인 방법을 훈련합니다.
- Part 7: 선배와 후배가 서로 도우며 함께 성장하는 조직 문화를 만드는 방법을 다룹니다.

특히, Part 1~6은 현장에서 흔들리는 신규간호사와 간호 학생에게, Part 7은 선배 간호사, 현장 간호 교육자, 그리고 간호 리더에게 필요한 통찰을 제공할 것입니다.

이 책이 독자 여러분의 간호 여정을 이끌어 주는 좋은 길잡이가 되어, 여러분이 임상의 출발점에 당당히 설 수 있기를 진심으로 기원합니다.

2026. 2.

황 지 원

목차

Part 1

간호사가 된다는 것

: 다시 배움의 길에 들어서다

1. 선배 간호사의 도리
: 책을 쓸 마음을 먹다

　나는 고등학교 1학년 때까지 피아노 레슨을 받으며 음대 진학을 꿈꾸었다. 그러다 부모님의 경제적 사정으로 꿈을 접었다. 학교에서는 조용한 학생이었다. 과목 중에서는 공식을 대입하고 풀면 답이 나오는 수학을 제일 좋아했다. 대입 원서를 작성할 땐 별 고민 없이 처음 개설된 전자계산학과를 1지망에 적었다. 막연히 '계산'이라는 문구가 나를 끌었던 것 같다. 다른 학과에는 관심이 없어서 2지망 칸은 비워 두었다. 오빠가 2지망 칸에 '간호학과'를 적었으나 개의치 않았다. 어차피 나와는 상관없는 일이었다.

　결과는 불합격이었다. 2지망 간호학과에 합격했다는 것이다. 뜻밖의 상황이었다. 갑자기 내 진로에 대하여 주도성이 생겨 음대를 가겠다 하고 재수를 시작했다. 그러다 뒤늦게 간호학과에서 걸려 온 입학 권고 전화에 의지가 무너지며 입학을 했다. 간호학과에 입학한 후에는 공부도 안 하고 방황만 했다. 3학년 2학기가 되자 어쩔 수 없이 현실을 받아들이고 공부하기 시작했다. 취업 시즌이 다가오자 친구들은 한 명씩 지도교수님 방에 다녀왔다. "누구는 어느 병원에 원서를 낸다더라."라는 말이 오갔다. 나를 부르는 교수님은 없었다. 당연한 일이었다.

어쩌다 간호사가 되다

막막하던 어느 날 학과 사무실 앞에 꽂혀 있던 간협신보를 가져와서 채용공고를 살폈다. 전형 서류에 성적증명서를 요구하지 않는 병원이 있었다. 나의 성적은 방황의 흔적을 고스란히 보여 주고 있었다. 성적을 보이지 않고 취업할 수 있다면 무엇이라도 해야 할 판이었다. 입사 전형인 영어와 상식, 간호학 필기와 실기 평가에서 최선을 다했다. 후에 1년의 웨이팅 기간을 거치긴 했지만 합격이었다. 어쩌다 간호학과에 들어온 내가 어쩌다 서울대학교병원 간호사가 된 것이다.

일반외과 병동으로 발령을 받았다. 근무 첫날 수간호사님이 책 한 권을 선물로 주셨다. 그러고는 전해질 불균형 부분을 공부해 오라고 하셨다. 영문이 빼곡하게 쓰여 있는 외과 매뉴얼이었다. 수간호사님의 온화한 미소 때문이었을까, 그 길로 독서실에 등록했다. 다른 학교 병원에 오니 모교의 대표가 된 느낌이 들었다. 어린 마음에 질 수 없다는 자존심도 한몫했던 것 같다. 직무교육 때 영어로 된 간호진단을 자연스럽게 내뱉는 입사 동기들이 멋있었다. 산소마스크의 원리를 막힘없이 설명해 주는 같은 학번 친구의 모습도 자극이 되었다. 진짜 간호사들과 함께하면서 어쩌다가 아닌 진짜 간호사의 길로 이끌려 들어가고 있었다.

내과 병동과 시립병원 응급실 파견 근무를 거쳐 다시 서울대병원 내과에서 근무하던 6년 차 때였다. 가지 않은 길에 대한 미련이 고질병처럼 도졌다. 다시 작곡과 편입을 준비했다. 3교대 근무하면서 잠을 줄여 1년간 피아노 레슨을 받고 화성학 공부를 했다. 입시를 한 달 남겨 놓고 작곡 실기를 해 보고는 편입 준비를 중단했다. 하지만 나름대로 도전해 본 의미가 있었다. 그동안 열병처럼 앓아 왔던 음악에 대한 미련이 사라졌기 때문이다. 그러고는 대학원 진학을 마음먹었다. 서류와 면접만으로 이루어진 전형에서 모교는 나를 선택하지 않았다. 내가 교수였어도 학부 성적증명서를 보고 나를 뽑을 리는 없었다. 당연한 일이었다.

원죄가 된 학부 성적은 빨리 잊을수록 좋았다. 특실병동에서 근무하던 중 새로운 병원이 생긴다는 소식을 들었다. 삼성서울병원 채용공고는 신문지면 하단을 전부 메우며 모두의 관심을 끌었다. 운 좋게 삼성서울병원 경력 간호사 공채 1기로 입사하여 외래부서로 발령을 받았다. 교대근무만 하다가 아침에 출근하고 저녁에 퇴근하는 여느 직장인의 삶이 시작되었다. 무엇인가 안정이 되면 못 이룬 고질병이 올라오는 것. 그것이 나의 패턴인 듯하다. 나를 선택하지 않았던 모교 교육대학원 입학전형에 다시 원서를 냈다. 이번에는 노력이 가상해서 뽑아 주지 않을까 하면서. 결과는 합격이었다.

간호사와 함께 성장하는 선배 간호사가 되어 있었다

교육에 관심이 있어서 교육대학원을 선택한 건 아니었다. 단지 근무 후 저녁 시간에 학업을 할 수 있어서였다. 어느새 뻑뻑하던 시냅스의 연결부위가 매끄러워지는 것 같았다. 시절을 잘 만나 소화기내과 병동 수간호사가 되었다. 갓 입사한 신규간호사들이 맑은 눈으로 나를 바라보고 있었다. 대학을 갓 졸업한 신규간호사들의 다시 없는 소중한 순간에 내가 그들의 수간호사였다. 수간호사가 처음이었지만 그 맑은 눈을 마주하고 나도 잘 모르겠다고 말할 수는 없었다. 그들을 성장시키기 위해 무엇이라도 해야 했다. 어쩌다 간호사가 되었는지도 잊었다. 그로부터 30여 년간 만나온 티끌도 없는 신규간호사들이 나를 바르게 일하도록 이끌었다.

간호교육 공부는 단비 같은 것이었다. 공부를 하면서 간호사 교육은 간호의 연장이 아닌 전혀 다른 전문 영역이라는 것을 알게 되었다. 교육대학원에서 배운 것 중 하나를 꼽으라면 단연 '비판적 사고'였다. 간호사들의 인계를 지켜보면서 성에 차지 않아 답답한 마음을 주체 못하던 때였다. 간호기록을 볼 때도, 환자 상태에 대해 프레젠테이션을 받을 때도 마찬가지였다. 나도 모르는 사이에 악명 높은 수간호사가 되어 있었다. 미국에서 간호교육학 박사학위를 받은 교수님이 비판적 사고에 대하여 처음 강의하셨다. 머리에서 스파크가 터지는 것 같은 느낌이 들었다. 그때부터였던 것 같다. '비판적 사고'가 평생의 화두가 된 것이다.

비판적 사고에 관한 문헌을 읽고 또 읽었다. 도움이 될 만한 내용을 만나면 간호사들에게 적용해 보았다. 문헌에 제시된 대로 비판적 사고를 촉진하는 질문을 해 보았다. 질문을 받은 간호사들은 움찔하고 주눅이 드는 눈치였다. 문화적으로 우리나라의 현실과 맞지 않는 느낌이 들었다. 그러던 중 학생이 비판적 사고를 하도록 하려면 교사가 민주적이어야 한다는 강의를 들었다. 스스로에게 물었다. 나는 민주적인 수간호사인가? 아니었다. 그 길로 민주적인 수간호사가 되려고 노력했다. 비판적 사고를 잘하는 사람의 15가지 특성을 담은 문헌을 보았다. 문헌에 있는 비판적 사고를 잘하는 사람의 15가지 특성에 맞추어 내가 먼저 변화해야 했다.

  십여 년이 지나자 간호사에게 비판적 사고가 중요하다는 연구 결과가 넘쳐났다. 그보다 중요한 것은 어떻게 하면 비판적 사고를 잘하도록 할 수 있나 하는 것이었다. 그런데 당시엔 밝혀진 것이 없었다. 우리 간호사들이 임상에서 어떻게 비판적 사고를 하는지 밝히고 싶었다. 모르는 것을 밝힐 때는 질적 연구를 하라고 배웠다. 생각하는 것을 밝힐 때는 질적 연구 중에서도 언어 보고 분석법을 적용한다고 한다. 학교에서 배운 적이 없었다. 알고 보니 인지심리학 연구 방법이었다. 하지만 꼭 하고 싶은 연구였다. 이전부터 인지심리학에 관심이 있어서 공부하고 있던 차였다. 시행착오 끝에 인지심리학 교수님의 도움을 받아 박사논문을 완성할 수 있었다. 임상에서 간호사들이 간호를 계획할 때 어떻게 추론하는가 하는 주제였다.

  잘 아는 분야라서 인지심리학을 배경으로 한 논문을 쓴 것은 아니었다. 인지심리학 교수님이 자료를 올려놓은 사이트를 발견하여 공부하던 중이었다. 나의 요청을 받은 인지심리학 교수님이 백여 개의 메일에 정성을 다해 답해 주셨다. 간호사의 비판적 사고와 임상 추론을 인지심리학의 정보처리 이론을 적용하여 연결해 보았다. 혈액종양내과 병동 파트장 시절이었다. 밤번 간호사들이 내 앞에서 인수인계하지 않으려고 눈치를 보던 때였다. 고민거리였던 인수인계, 간호기록, 환자 파악의 원리를 설명할 수 있을 것 같았다. 간호사들이 원리를 이해하여 적용하면 더 이상 간호사를 주눅 들게 하지 않아서 좋을 것 같았다. 어느 날 간호사들 모두 강의장에 모이게 했다.

후배 간호사들에게 전할 것을 마련하는 중이다

나의 예상이 맞았다. 원리를 이해한 간호사들은 스스로 길을 찾아 나섰다. 신규간호사들이 빠르게 성장하는 것을 지켜보는 것은 큰 행복이었다. 팀장으로 승진을 하자 내가 맡은 부서가 14개로 늘어났다. 우리 팀으로 발령받은 신규간호사들이 현장 교육을 받는 첫날 첫 시간에 강의를 자처했다. 그들의 눈이 반짝이는 것을 보았다. 이후에는 신규간호사와 프리셉터까지 강의 대상이 확대되었다. 간호 관리자에게는 수년에 걸쳐서 강의와 워크숍을 진행했다. 내가 퇴임한 후에도 나의 강의 콘텐츠를 후배들이 계속 이용할 수 있도록 시스템화하여 남겨 두었다. 공부한 것을 나눈 경험은 정년 퇴임 후에 두고두고 뭉클한 추억이 될 것 같았다.

정년 퇴임을 1년여 앞두고 중소병원 간호 컨설팅 업무가 주어졌다. 이제 역할을 다했다 싶었는데 감사하게도 나눌 기회가 주어진 것이다. 나는 간호교육에 관한 컨설팅을 맡았다. 중소병원 간호교육 관련 컨설팅을 하면서 깨달은 것이 있었다. 내가 평생 열정을 쏟은 일이 우물 안에서 일어난 한낱 파동에 지나지 않는다는 것이었다. 온몸에 힘이 쭉 빠지는 순간이었다. 다시 힘을 내어 그들의 상황에 맞는 교육과정을 만들고 강의와 워크숍을 진행했다. 과정을 마치던 날 현장 교육 전담 간호사들과 간호 관리자들의 상기된 표정이 잊히지 않는다.

어쩌다 간호사가 된 나는 얼마 전 38년 만에 정년을 맞이하여 퇴임했다. 명예로웠지만 가슴 벅차지는 않았다. 무언가 마무리를 하지 못한 느낌이었다. 또 고질병이 도진 것이다. 그래서 책을 쓸 마음을 먹게 되었다. 수도 없이 강의했던 내용이지만 책으로 펴낸다고 생각하니 두려운 마음이 올라온다. 공부한 것을 나누는 데는 그 이유가 있다. 고인이 되신 심리학과 인지과학의 대부이신 이정모 교수님과 박사논문을 도와주신 이재호 교수님이 그 이유였다.

이정모 교수님의 블로그에는 인지심리학에 관한 교수님의 저작물이 올려져 있었다. 누구나 내려받아 볼 수 있도록 열어 두셨다. 교수님이 공유해 주신 문헌은 박사논문을 준비할 때 특히 도움이 되었다. 이정모 교수님은 그 사이트에 심리학자를 꿈꾸는 청소년들에게 글도 남기셨다. 자신의 저작물을 읽으면서 꿈을 꾸길 바란다는 내용이었다. 나는 교수님으로부터 공부한 것을 나누는 의미와 그 소중함도 배웠다. 가르침을 주신 분께 보답하는 일은 다름 아닌 배운 대로 하는 것일 테다. 이것이 두려움 속에서 책을 쓰는 이유이다.

이제부터 임상에서 배우고 익히며 간호사들과 적용해 보고 나누었던 이야기를 시작해 보려 한다.

2. 시작도 전에 흔들리는 간호사들
  : 누구에게나 어설픈 시작이 있다

"이 길이 아닌 것 같아요."

현장 교육 3주 차에 접어든 신규간호사가 바닥만 바라보며 말했다. "이 길이 아닌 것 같아요." 파트장 12년 차 때의 기억이다. 놀라지는 않았다. 그저 올 것이 왔구나 싶었다. 신규간호사가 들어오면 표정을 살피는 게 나의 오랜 습관이었다. 며칠 전부터 안색이 어두워져서 지켜보던 참이었다. 별다른 점은 없었는지 프리셉터한테 물어보았다. "특별한 일은 없었는데요?"라고 말한다. 다시 신규간호사를 만났다. 아무 말도 없이 이 길이 아닌 것 같다고만 한다. 이번엔 눈물이 툭 터진다.

실제로 근무한 지 1년도 안 되어서 많은 신규간호사가 이직을 한다. 1년 여간 중소병원 간호 컨설팅을 해 보지 않았다면 믿기 어려웠을 것이다. 이직을 결정하기까지 수많은 신규간호사의 눈물 나는 분투기가 있었을 터이다. 내가 속한 병원에서는 간호사 사직률이 한 자릿수로 내려온 지 아주 오래였다. 이즈음의 나는 평생 간호사로 열심히 일했다고 자부하며 정년 퇴임을 맞이하는 소회에 젖어있을 때였다. 우물 안 개구리였다. 상급종합 병원 밖은 다른 세상이었다.

악순환의 고리에 들다

1년 이내 이직한 신규간호사들을 대상으로 이직 사유를 조사한 질적 연구가 있다(정효주, 2024). 신규간호사들은 병원에 입사하여 체계적인 교육과 경험을 통해 발전하기를 원했다. 그러나 실제로는 체계적인 교육을 받지 못하고 프리셉터로부터 지지받지 못하였다고 한다. 잘 모르는 상황에서 과중한 업무를 떠맡아 매일 시간외근무를 하였다고도 했다. 업무를 잘하지 못하여 수간호사나 선배로부터 비난과 질책을 받았다고 한다. 일하는 것이 두려워서 출근하는 것이 걱정되었다는 간호사도 있었다.

몇 해 전까지만 해도 신규간호사들은 대개 상급종합병원으로 취업했다. 상급종합병원은 매년 다수의 신규간호사를 채용해 왔기 때문에 신규간호사 교육 체계가 수립되어 있다.

종합병원에서 많은 간호사가 사직하고 입사한다는 것을 컨설팅 업무를 하면서 처음 알게 되었다. 상급종합병원처럼 웨이팅 기간을 두었다가 필요 인원만큼 발령 내어 직무교육을 시행하는 것이 아니었다. 연중 첫 직무교육 때는 많은 수의 신규와 경력 간호사가 입사하여 직무교육을 시행하고 있었다. 그러나 사직자가 많다 보니 매달 간호사를 채용하고 있었다. 매달 입사하는 간호사에게 여건상 직무교육을 시행하지 못하는 곳도 있었다. 부서 현장 교육 기간에 프리셉터십을 운영하기 어려운 병원도 있었다. 역부족인 듯 보였다.

이전에 비해 종합병원과 병원에 신규간호사가 만 명 이상으로 늘었다고 한다. 그 신규간호사들은 직무교육과 현장 교육을 어떻게 받았을까? 신규간호사는 근무 6개월 후에 가장 많은 소진을 경험한다고 한다(주은아 외, 2020). 공들여 교육한 신규간호사가 사직하면 당장 근무할 간호사가 부족해진다. 남은 간호사들이 휴일을 반납하고 근무를 대신하거나 간호사 1인당 담당하는 환자를 늘리는 수에 없다. 교육을 담당했던 선배 간호사는 신규간호사의 사직을 자신의 탓으로 돌리기도 한다. 이런 일이 반복되면 신규간호사에 쏟을 에너지가 바닥난다. 높은 신규간호사 사직률은 이렇게 악순환을 반복하면서 임상 교육 환경의 악화로 이어진다. 실제로 내가 목도한 종합병원의 현실이었다.

간호 학생에서 간호사로: 실습 때와는 전혀 다른 현장

임상 현장에서 많은 신규간호사들의 좌절과 성장을 지켜보았다. 누구도 힘듦을 이야기하지 않는 신규간호사는 없었다. 학업성적이 우수하고 적응력이 높아도 예외가 될 수 없었다. 간호 학생으로 실습하는 것과 책임 있는 간호사의 신분으로 일하는 것은 전혀 다른 것이다. 실습 학생에게 제공되는 경험은 과거에 비하여 제한적이다. 의료서비스에 대한 환자들의 인식이 높아졌기 때문이다. 학생들은 실습을 하면서 새롭고 복잡하고 실제적인 현장을 경험한다. 하지만 그렇다 해도 임상 현장에서 일어나는 복잡하고 다양한 현상 중 일부만 경험하는 것이다.

임상 현장의 간호사는 근무조 내에 해야 할 일을 완수하기 위해 엄청난 속도로 일한다. 환자 확인, 손 위생, 5-RIGHT 등 환자 안전 지침을 지키며 수행해야 한다. 학생 때는 부분적으로 관찰하고 경험했던 것이 온전히 내가 수행해야 할 것이 된다. 더 힘든 것은 학교에서 배운 간호학 지식이 생각나지 않는다는 점이다. 그저 시간에 맞추어 이 일에서 저 일로 수많은 일을 빠뜨리지 않고 완수하는 것이 목표가 되는 것이다.

실습으로 준비하기 어려운 것이 또 있다. 환자 상태 변화를 의사에게 알리는 일이다. 임상 현장은 간호학 교과서처럼 정돈되어 있지 않다. 응급 상황이 발생하기도 한다. 급작스럽게 환자의 상태가 변화하면 이를 파악하는 것부터가 어렵다. 지금이 보고해야 할 타이밍인지도 알기가 어렵다. 어떤 식으로 의사에게 알려야 하는지 배웠지만 막상 혼자서 하려니 두렵다. 의사의 태도도 제각각이다. 때로는 존중받지 못하는 듯한 느낌도 든다. 내가 모르는 걸 물을까 봐 걱정된다. 이런 걱정을 하는 내 모습에 자괴감이 든다.

위에 적은 것은 어쩌다 간호사가 된 내 첫해의 경험이다. 누가 뭐라 하지 않는데도 땀이 삐질삐질 나고 머릿속이 하얘지고 가슴이 쿵쾅거리는 일이었다. 신규간호사들은 학생 때 실습했던 현장과는 전혀 다른 느낌을 받을 것이다. 나도 그랬다. 나만 그런 줄 알았다. 그래서 더 힘들게 여겼던 것 같다. 어쩌다 보니 38년 동안 15개 부서를 이동하였다. 그때마다 전혀 다른 병원에 와 있는 것 같은 느낌을 정확하게 15번 받았다. 원래 그런 거였다. 나만 그런 것도 아니었다.

누구에게나 어설픈 시작이 있다. 지금의 선배 간호사들 모두 그 길을 지나왔다. 후배 간호사들이 그 어설펐던 시절을 보지 못했을 뿐이다. 간호사의 길을 시작하는 것은 숨이 턱에 차오를 만큼 낯설고 가파른 산을 오르는 일과도 같다. 선배도 힘들었으니 신규도 버티라는 것은 아니다.

신규간호사라면 높은 벽 앞에서 나의 길이 아닌 것 같다며 주저앉고 싶은 순간이 있을 것이다. 이 책은 그 순간 다시 딛고 일어설 수 있는 작은 계단이 되어 주고 싶은 선배의 마음으로 쓴다.

3. 간호사로 산다는 것
  : 간호사 존재 자체가 치유의 요소가 되다

"담당 간호사 바꿔 주세요."

　혈액종양내과 병동 파트장 때였다. 간호사가 부족해서 다른 병동 간호사가 낮번 근무를 도와주러 왔다. 혈액종양내과 병동은 간호사들이 기피하는 부서인데 와 주어 고마웠다. 근무가 한창이던 때 난처한 표정의 헬퍼 간호사가 왔다. 환자분이 나를 찾는다고 했다. 바로 병실로 들어가 보니 중년으로 보이는 남성 환자가 있었다. 폴대에는 차광비닐이 씌워진 항암제 5-FU가 걸려 있었다. 팔에는 정맥을 따라 거뭇하게 착색된 자국이 보였다. 긴 시간 동안 5-FU를 투여해 온 흔적이었다. 그는 낮고 단호한 목소리로 짧게 말했다. "담당 간호사 바꿔 주세요."

　무슨 간호사가 와서 어떠냐고 살피지도 않고, 밝고 큰 목소리로 일반 주사 주듯이 약만 툭 연결하고 가냐는 것이다. 그래도 이게 항암제인데. 그게 전부였다. 얼핏 들으면 담당 간호사를 바꿔 달라 할 정도의 일도 아니었다. 그런데 그가 느꼈을 심정이 무엇인지 알 것 같았다. 바로 사과드렸다. 담당 간호사는 다른 병동에서 도와주러 온 거라 말씀드렸다. 담당 간호사를 바꾸기는 어려우니 잘 피드백하겠다고 했다.

혈액종양내과 병동 파트장으로 발령을 받았을 때였다. 간호사들이 여 럿 있어도 간호사실은 늘 조용했다. 조심스럽게 소곤거리듯이 말하는 것 이 일상인 듯했다. 누구도 웃지 않았다. 식은 도시락으로 식사를 때우면서 3시간씩 초과근무를 할 때였다. 전체 인계 시간에 안되는 유머로라도 간 호사들을 웃게 해 주고 싶었다. 그런데 간호사들은 아무도 소리 내어 웃지 않았다. 마치 나의 성의에 억지로 답하듯이 잠깐의 어색한 미소가 전부였 다. 발걸음조차도 조심해야 하는 수녀원에 온 것 같았다. 안타까웠다.

간호사들에게 물었다. 중환자들이 많아서 큰 소리로 웃거나 떠드는 소 리를 내면 안 된다고 배웠다 했다. 간호사실 옆 치료실에서는 중환자를 집중 관리했다. 심폐소생술을 하거나 임종 환자가 발생하면 급하게 병상 을 맞바꿨다. 치료실이 비어 있는 경우는 거의 없었다. 간호사들은 자신 이 내는 소리로 인해 환자들이 상처받을까 염려하였다. 환자 상태가 위중 하기는 병실도 마찬가지였다. 백혈병 치료차 고용량의 항암치료로 백혈 구 수치가 '0'인 환자들이 많았다. 혈소판이 없어서 약간의 외상으로도 심 각한 출혈이 우려되는 환자들도 다수였다. 살얼음판 같았다. 간호사들은 빠르고 신중하면서 안타깝고 조심스러운 마음으로 대했다.

내가 처음 발령받은 곳은 일반외과 병동이었다. 회복실에서 도착해 마 취가 깨지 않은 환자를 나의 구령에 맞추어 일제히 침상으로 옮겨야 했 다. 복부에 큰 드레싱을 한 환자를 반좌위로 앉힐 때는 상처가 뜯어지지 않을까 걱정도 했다. 수액 라인이 복잡하고 배액관이 주렁주렁 달려 있어 도 마취에서 덜 깬 환자를 깨워야 한다. 매시간 심호흡하게 하고 통증으로 수술부위가 아프다고 하는 환자의 등을 두드리고 기침을 유도한다. 그래야 훌륭한 외과 병동 간호사인 것이다.

전신마취로 수술받은 환자는 다음 날 아침에 어김없이 일으켜 세워야 한다. 누워있는 환자를 부축하여 침상 아래로 내려오게 해야 한다. 그럴 때는 내가 그렇게 힘이 셀 수가 없다. 몇 걸음이라도 걷는 것을 보고 빠르게 다른 병실로 가서 또 이를 반복한다. 외과 병동에서 일하다 보면 목소리가 걸걸해진다. 나보다 큰 환자들을 옮기다 보니 몸동작도 시원시원해진다. 신규간호사 시절 소심했던 나도 그랬다. 환자의 수술 부위 통증을 몰라서가 아니라 전신마취의 폐 합병증을 예방하기 위해서이다. 장운동을 빨리 회복시켜서 조금이라도 빨리 식사하게 하고 싶어서였다.

헬퍼 온 간호사는 외과 병동 간호사였다. 좋은 마음으로 도우러 온 간호사에게 내과 환자를 대하는 마음가짐까지 요구할 수는 없었다. 환자가 왜 그런 요구를 하게 되었는지 조심스럽게 설명했다. 헬퍼 간호사의 잘못이라고 할 수 없었다. 그도 자신의 경험이 전부였을 테니까 말이다.

간호사 존재 자체가 치유의 요소가 되다: 간호 실무의 미적 차원

병원이 개원하고 오래지 않은 때였다. 미국 로드아일랜드 대학교 김혜숙 교수님의 특강이 있었다. 미국에서 오신 교수님의 강의라니. 교수님은 간호를 세 차원으로 구분하셨다. 과학적 차원(Scientific Dimension), 미적 차원(Aesthetic Dimension), 윤리적 차원(Ethical Dimension)이었다. 미국 교수님답게 간호의 차원 세 가지를 영어로 설명하셨다. 간호를 'Aesthetic', 'Ethical'이라는 멋진 단어로 설명하다니. 특히 간호의 '미적 차원(Aesthetic Dimension)'이 마음에 쏙 들어왔다. 간호가 예술이라 하며 후배들을 코치할 때 자주 써먹었다. 간호의 세 가지 차원은 그렇게 나의 자산이 되었다.

당시 강의의 감동을 되새기며, 이후 교수님의 저작물(2015)을 통해 다시 확인한 이론적 근거는 다음과 같다. 간호 실무는 간호사가 대상자와의 관계 속에서 언어나 행동 또는 신체적으로 자신을 표현하는 예술적 행위다. 대상자와의 관계 속에서 간호사의 표현에 따라 간호 실무의 경험을 조화롭고 아름답고 숭고하게 만들 수 있다. 반대로 대상자와 간호사 모두에게 만족스럽지 못한 경험이 될 수도 있다. 간호사는 대상자와의 관계에서 자신을 표현함으로써 공감과 감성을 끌어낸다. 대상자의 특성과 잘 맞아떨어지도록 맥락에 맞게 표현한다. 자연스럽고 진정성 있는 표현을 통해 아름다움과 숭고함을 실현한다(Kim, 2015).

십여 년 후 간호사들을 대상으로 강의할 기회가 있어서 배운 것을 써먹었다. 다음은 내가 이해한 것을 강의록에 적었던 문구이다. 간호의 심미적 차원은 간호의 가장 바탕이 되며 간호를 간호답게 만드는 것이다. 간호사 자신의 고유한 색깔을 드러내게 하는 것이다. 간호의 가장 사적인 영역이기도 하다. 간호사가 자신을 어떻게 다른 사람에게 표현할 것인가에 대한 영역이다. 자신을 표현함으로써 환자에게 도움이 될 수 있다. 근무복, 몸의 움직임, 말의 억양이 이에 해당한다. 간호의 심미적 차원은 간호사가 창의성을 발휘하는 측면이다. 대상자의 요구에 맞는 유일무이한 돌봄을 제공하여 아름다운 조화를 이루어내는 것을 말한다.

다시 읽어 보니 까탈스러운 파트장이었던 것 같다. 적어놓은 글에서 간호를 예술의 단계로 높이려 했던 나의 의지가 보여 웃음이 나온다. 창의성을 발휘하여 유일무이한 돌봄을 제공하여 아름다운 조화를 이루어내라니. 밥도 못 먹고 일하던 우리 간호사들이 얼마나 힘들었을까.

다시 외과 헬퍼 간호사 이야기로 돌아가 보자. 간호사는 자신의 경험과는 전혀 다른 환자를 돌보며 항암치료 중인 환자의 맥락을 이해하지 못하였다. 항암치료 환자를 본 적이 없고 외과 환자만 보아 오다 보니 환자의 상황과 동떨어진 표현을 한 것이다. 이 때문에 간호사도 환자도 만족스럽지 못한 경험을 하며 미적 차원의 간호를 놓친 것이다. 이처럼 간호는 환자에게 지식과 기술을 제공하는 것만이 아니다.

근무 교대차 인수인계가 끝나면 간호사들은 함께 병실을 순회한다. 지금부터는 자신이 담당 간호사라 인사를 한다. 이때 환자들은 내 담당 간호사는 누구인지 궁금해한다. 좋아하는 간호사가 오면 이제부터 편안한 시간을 보낼 수 있다. 마음에 들지 않는 간호사가 들어오면 긴장하고 걱정하는 눈치다. 간호사가 아직 아무것도 하지 않았는데도 말이다. 이는 임상 현장에서 가장 쉽게 간호의 심미적 측면을 설명하는 사례이다.

예술가 같은 간호사가 되도록 돕고 싶었다

나는 신규간호사가 배치받은 첫날 오전에 늘 면담했다. 첫 질문은 "왜 우리 병원에 왔는가?"였다. 그러고는 곧바로 간호가 무엇이라 생각하냐고 물었다. 다른 일로 면담차 방에 들어온 간호사들에게도 같은 질문을 했다. 간호사들은 모두 당황하며 쉽게 답하지 못했다. 교과서에 있는 내용을 말할라치면 자기 생각을 말하라고 했다. 우리가 간호사인데 간호가 무엇인지 왜 말하지 못하는 걸까? 이제 와서 고백하건대 실은 나도 간호가 무엇인가 하는 물음에 쉽게 답하지 못했다.

아래는 2010년대 초반 혈액종양내과 병동 파트장 시절 간호학술대회에서 발표했던 내용을 옮긴 것이다.

우리는 간호사이면서도 간호가 무엇인가 하는 물음에 쉽게 답하지 못하는 경향이 있다. 그 이유는 '간호'의 의미를 단 몇 마디의 단어로 표현하기 어렵기 때문이다. 단어의 의미를 쉽게 표현할 수 없을 때 우리는 비유를 사용한다. 나는 간호를 예술이라 믿는다. 간호사는 예술가라 믿는다. 간호사는 그 존재 자체가 간호의 요소가 된다. 예술가에 의해 예술 작품이 창조되듯이 간호는 간호사에 의해 창조된다. 간호사는 오감을 통해 대상자와 그를 둘러싼 다양한 모든 것을 지각한다. 간호사의 지각을 결정짓는 것은 간호사의 지식과 경험이다.

간호사의 지식과 경험은 비단 간호학적인 것에만 국한되는 것은 아니다. 인간의 삶에 관한 관심과 이해에 따라 지식과 경험의 폭이 다양해질 수 있다. 간호는 간호과학적 지식과 인간에 대한 감성을 바탕으로 돌봄을 수행하는 예술이다. 우리가 예술 작품을 보며 무어라 설명하기 어려운 감동을 느끼듯, 간호도 그렇게 느껴지는 것이다. 예술에 완벽이 없듯 간호도 그러하다. 나는 예술과도 같은 간호를 지향한다.

간호사는 우리 대상자들과 마찬가지로 유한하고 불완전한 존재이다. 우리 간호사들은 대상자들에 비해서 젊다. 우리가 돌봐야 하는 대상자보다 삶의 경험이 다양하지 않다. 학부에서의 간호학 학습은 간호를 시작할 수 있는 최소한의 준비일 뿐이다. 따라서 자신의 불완전성과 마음 작용의 불확실성을 먼저 인식해야 한다. 우리 간호사의 삶은 우리 대상자를 이해하기에는 부족하다. 그러므로 간호사는 인간에 대해 끊임없이 공부하고 이해하려 노력해야 한다.

　간호는 간호사가 하는 것이다. 간호는 간호사에 의해 창조된다. 간호를 잘하고 못하는 것은 간호를 수행하는 간호사에 달려있다. 간호는 냉철한 사고와 따뜻하고 예민한 감성을 지닌 간호사에 의해 이루어진다. 그러므로 간호 시스템은 다만 최소한의 표준을 제공하는 것이다. 간호 시스템의 사명은 간호사의 창조적 행위를 뒷받침해 주는 것이다.

　간호사는 그 자체로 치유의 힘을 지니는 존재이다. 이 마음은 지금도 그대로이다. 그래서 쑥스러움과 선배의 도리 사이에서 떨리는 마음으로 책 쓰기를 택한 것이다.

4. 삶을 주도하는 힘
  : 어떻게 간호사의 비판적 사고력이 환자를 돕는가?

'비판적 사고' 개념을 처음 만난 것은 1995년 교육대학원 수업에서였다. 이후에는 '비판적 사고'가 나를 이끌었다. 임상 현장에서 접하는 모든 일에서 '비판적 사고'를 떠올렸다. 자다가도 벌떡 일어나 메모했다. 그런 시간이 꽤 흘렀을 무렵이었나, 간호사들이 비판적으로 사고하도록 도울 수 있겠다는 생각이 들었다. 이 책은 '간호사들이 어떻게 하면 비판적으로 사고하도록 도울 수 있을까?'라는 질문에서 시작되었다. 30년간 나를 이끌었던 '비판적 사고'와 동행한 경험을 나누는 일이다.

비판적 사고는 무엇이며 왜 필요한가?

비판적 사고를 정의하려면 고대 소크라테스의 문답법으로 거슬러 올라가야 한다. 1980년대 미국에서는 단순 암기보다 고차원적인 사고 교육의 필요성이 대두되었다. 이에 학제 간 표준 정의를 마련하고자 하는 요구가 있었다. Scriven과 Paul은 미국 비판적 사고 우수성 국가위원회에서 비판적 사고의 정의를 발표했다.

"비판적 사고는 관찰, 경험, 성찰, 추론, 소통을 통해 수집되거나 생성된 정보를 신념과 행동의 지침으로 삼기 위해 적극적이고 능숙하게 개념화, 적용, 분석, 종합, 평가하는 지적인 훈련 과정이다."(Scriven과 Paul, 1987).

이 정의를 통해 이들은 다음의 네 가지를 강조하였다. 첫째, 비판적 사고는 모든 학문 분야에서 적용되는 보편적 지적 과정이다. 둘째, 비판적으로 사고하려면 단순하게 기술을 습득하는 것이 아니라 반복적이고 숙련된 사고 훈련이 필요하다. 셋째, 명확성, 정확성, 일관성, 타당성 등 학문을 초월한 지적 기준을 중시한다. 넷째, 정보와 경험을 신념과 행동의 지침으로 삼는 실천적 목적을 강조하였다.

정보와 신념을 생성하고 처리하는 기술을 사용하여 행동하는 습관이 자리 잡을 때 비판적 사고가 가능하다는 것이다(Scriven과 Paul, 1987).

Paul과 Elder(2008)는 다음과 같이 설명한다. "잘 훈련된 비판적 사고자는 중요한 질문과 문제를 제기하여 명확하고 정확하게 공식화한다. 추상적인 아이디어를 사용하여 관련 정보를 수집하고 평가하여 효과적으로 해석한다. 관련 기준과 표준에 따라 테스트하여 합리적인 결론과 해결책을 도출한다. 대안적인 사고 체계 내에서 열린 마음으로 사고하며 필요에 따라 가정, 의미 및 실제 결과를 인식하고 평가한다. 복잡한 문제에 대한 해결책을 찾기 위해 다른 사람들과 효과적으로 의사소통한다. 주장이나 입장을 전개하는 데 있어 정보를 잘못 표현하거나 왜곡하고 거짓 정보와 가짜 뉴스를 가려내는 데 세심하게 주의를 기울인다."

'비판적 사고'와 '분석적 사고'는 세계경제포럼 주관 직업능력 조사에서

2023년과 2025년 모두 1위를 유지하고 있다. 기술 변화와 인공 지능 도입이 가속화되는 환경에서 비판적 사고의 중요성은 더 주목받고 있다. 기업은 비판적 사고 역량을 인재 선발의 중요한 기준으로 삼고 있다(World Economic Forum, 2025, p. 6). 비판적 사고력은 성공적인 경력을 이끄는 핵심역량이다.

간호 분야의 비판적 사고를 위한 10가지 습관과 7가지 기술

1989년 미국 전미 간호교육협회는 간호학 학사 프로그램의 인증 기준에서 비판적 사고를 전문 간호 실무의 필수 결과로 명시하였다. 이때부터 미국 간호대학은 졸업생이 비판적 사고력을 갖추도록 교육과정 목표에 포함시켰다. 이후 전미 간호 교육협회의 요청으로 이루어진 연구에서 9개국 간호학자 55인으로부터 간호에서 비판적 사고에 대한 정의가 도출되었다(Scheffer와 Rubenfeld, 2000).

Scheffer와 Rubenfeld(2000)가 도출한 정의에 따르면, 간호에서의 비판적 사고는 전문적 책임과 양질의 간호를 위한 필수 요소이다. 이 정의는 간호 분야의 비판적 사고자가 갖추어야 할 사고 습관과 인지 기술을 강조하며, 이를 다음과 같이 구분하여 제시한다.

먼저 간호 분야의 비판적 사고자가 실천해야 할 인지적 기술부터 하나씩 살펴보자.

- **분석**: 정보를 세분화하여 구조와 관계를 파악함
- **기준 적용**: 전문적 표준이나 지식을 적용하여 판단함

- **변별**: 유사·차이를 구분하고 중요한 요소를 가려냄
- **정보 탐색**: 필요한 정보를 적극적으로 수집하고 평가
- **논리적 추론**: 근거에 기반해 타당한 결론을 도출
- **예측**: 특정 행동이나 상황의 미래 결과를 예측
- **지식 변환**: 축적된 지식을 상황에 적절히 적용하는 것이다.

Scheffer와 Rubenfeld(2000)는 간호 영역에서 비판적 사고를 하는 사람이 갖추어야 할 습관을 다음과 같이 제시한다.

- **자신감**: 자신의 추론 능력에 대한 확신
- **맥락적 관점**: 어떤 사건과 관련된 전체 상황을 고려하는 것
- **창의성**: 아이디어를 생성, 발견 또는 재구성하거나 대안을 상상하는 것
- **융통성**: 생각, 아이디어 및 행동을 적응, 수용, 수정, 변경할 수 있는 능력
- **호기심**: 가능성과 대안을 탐색하기 위해 지식과 이해를 추구함으로써 알고자 하는 열망
- **지적 성실성**: 결과가 자신의 가정과 신념에 어긋나더라도 성실하고 정직한 수단을 통해 진실을 추구하는 과정
- **직관**: 이성을 의식적으로 사용하지 않고도 통찰력 있게 아는 감각
- **열린 마음**: 다양한 견해를 수용하고 자신의 편견에 민감하게 반응하는 것을 특징으로 하는 관점
- **끈기**: 장애물을 극복하기 위해 결단력 있게 어떤 방향을 꾸준히 추구하는 것

- **성찰**: 더 깊은 이해와 자기 평가를 위해 자신의 가정과 사고에 대해 숙고하는 것이다.

위의 비판적 사고 습관이 모두 중요하지만 이 중에서 단 하나를 꼽으라면 단연코 '성찰'을 들 수 있다. 성찰은 스스로에게 비판적 사고를 적용하는 사고 습관이다. 이 책의 뒤에 나오는 '메타인지'와 맞닿아 있는 개념이기도 하다. 성찰이 없다면 다른 비판적 사고 기술이 뛰어나도 오류를 반복할 수 있다. 성찰을 습관화하면 자신의 비판적 사고 기술에서 스스로 오류를 발견하고 개선할 수 있다.

비판적 사고 능력을 발휘하기 위해서는 꾸준하게 비판적으로 사고하려는 습관이 필요하다. 처음부터 비판적 사고 기술을 외우려 애쓸 필요도 없다. 마음먹는다고 비판적 사고 기술이 발휘되지도 않는다. 나는 간호 분야의 비판적 사고자가 지니는 사고 습관을 인쇄하여 가까이에 두고 보았다. 나를 대조하며 부족한 습관을 보완하겠다고 마음먹었다. 여러 습관 중 세 분야를 특히 마음에 두었다. 결과가 가정과 신념에 어긋나더라도 성실하고 정직한 수단을 통해 진실을 추구하는 '지적 성실성', 다양한 견해를 수용하고 편견에 민감하게 반응하는 관점인 '열린 마음', 더 깊은 이해와 자기 평가를 위해 자신의 가정과 사고에 대해 숙고하는 '성찰'이 가장 부족하게 생각되어서다.

우리나라에서는 2000년대 초반에 간호학 학사학위 프로그램 학습성과 기준에 '비판적 사고'가 포함되었다. 이후 '비판적 사고'는 간호교육 과정의 필수 개념이자 간호대학생의 주요 학습성과로 자리 잡았다. 이러한 흐름에 따라, 간호대학 졸업생은 "비판적 사고와 과학적 근거에 기반한 간호를 수행"하는 것을 핵심 역량으로 요구받는다(한국간호교육평가원, 2021).

간호의 대상자는 신체적, 심리적, 정신적, 사회문화적, 발달적, 영적 존재라 배웠다. 우리의 대상자인 인간은 다양하다. 동일한 질환을 앓는 대상자라도 그들을 둘러싼 배경은 모두 다르다. 각자 배경에 따라 모두 다른 개별적 특성과 요구를 지니고 있다. 대상자에게 전인 간호해야 한다고 배웠다. 임상 현장에서는 실습 때보다 훨씬 다양하고 복잡한 상황에서 많은 정보를 다룬다. 간호 지식을 바탕으로 대상자의 모든 측면을 고려하여 최선의 결정을 내려야 한다. 그러니 간호를 잘하려면 비판적 사고 밖에는 답이 없다.

나에게는 부족한 부분을 깨닫고 성장할 수 있는 소중한 기회가 있었다. 내가 주도했던 실무 표준화를 목표로 하는 미팅이 바로 그 기회였다. 당연한 이야기지만, 미팅을 이끄는 원칙으로 객관적인 근거를 최우선으로 삼았다. 나의 의견이 옳지 않다는 것을 알게 되면 주저 없이 철회했다. 근거가 확실한 타인의 의견은 기꺼이 수용했다. 아니, 그렇게 하려고 부단히 노력했다.

나의 취약점을 감추지 않고 기꺼이 드러내어 배우는 기회로 만든 것이다. 함께 회의했던 분들은 나의 의도를 모른다. 회의 때마다 나의 다짐을 잊지 않기 위해 속으로 '오픈 마인드, 오픈 마인드' 하고 외웠다. 스스로 변화하려고 애쓴 회의에서 성과물이 쏟아져 나온 것은 당연한 일이었다. 이후로 나는 어느 회의에서든 비판적으로 사고하는 사람의 특성을 새기려고 노력했다. 쉽지는 않았다. 나의 마음을 계속 알아차리고 있어야 했기 때문이다.

내가 먼저 비판적 사고를 하는 사람이 되어야 남을 도울 수 있지 않은가? 나도 못하는 것을 다른 이에게 하라 할 수는 없지 않은가? 내가 강의하는 내용에 당당하지 못하면 강단에 서서 얼굴이 붉어지고 사지가 오그라들 것 같았다. 이것이 내가 비판적으로 사고하려는 사람의 특성을 외우면서 나를 고치려 한 이유이다. 회의에 참여하면서 비판적으로 사고하려는 사람의 특성을 익히니 자연스럽게 토론에도 익숙해졌다. 근거를 중요하게 여기며 검토와 재고 끝에 성과물을 만들어 내니 자연스럽게 간호의 질도 높일 수 있었다.

비판적 사고력은 삶을 주도하는 힘이다. 스스로 선택하고 결정하는 삶을 살아가는 데 필수적인 역량이다. 여러분도 이 책을 읽다 보면 비판적으로 사고하는 간호사의 길을 걷게 될 것이다. 마지막에 제시한 '간호 분야의 비판적 사고자가 지니는 사고 습관 10가지'를 살펴보자. 지금의 나를 돌아보고 키우고 싶은 특성을 몇 개만 연습해 보자. 비판적 사고력은 뒤이어 나오는 임상 추론에 필수적인 핵심 기술이다. 비판적 사고자가 지니는 습관을 연습하면 미래에 멋진 간호사로 성장한 자신을 발견하게 될 것이다.

5. 간호사의 사고
   : 임상 추론이 답이다

　　현대 의학과 의료 기술의 발달로 고위험 중증 환자가 증가하고 있다. 환자의 건강 상태를 나타내는 데이터가 의료 현장에 쏟아지고 있다. 환자 안전에 대한 인식이 높아지면서 의료의 질은 더욱 중요하고 민감한 문제로 인식되고 있다. 이에 따라 간호사는 임상 추론 역량을 갖추어야 한다. 이는 환자의 데이터를 분석하여 상태 변화를 신속하게 감지하고 적시에 중재하는 역량이다. 이번에는 간호사의 핵심 사고 과정인 '임상 추론'에 대해 살펴보려 한다. 유사 개념인 '비판적 사고'와는 무엇이 다른지도 짚어 보겠다.

임상 추론이란 무엇인가?

　　오전 10시 30분. 59세 남성 당뇨병 환자 A 씨는 조용히 침대에 비스듬히 기대앉아 있었다. 말을 걸자 "좀 졸리네요."라고 답했다. 보호자는 "새벽에 잠을 설쳐서 그런 것 같아요. 아침 식사 먹다 말고 그냥 누웠어요."라고 했다. 정규 활력징후 측정 시간이어서 혈압을 측정하니 115/80mmHg, 맥박 88회/분, 호흡 14회, 체온 36.5도였다. 특별한 이상은 없었다. 간호사는 옆 병실로 발길을 옮겼다.

그러다 A 씨의 평소보다 느려진 말과 이마의 땀이 마음에 걸렸다. '아침 식전에 인슐린 맞았지'라고 떠올린 간호사는 다시 돌아가서 보호자에게 아침 식사량을 물었다. "⅓ 정도 드셨어요." 이 답에 불안해진 간호사가 선배에게 상의하자, 선배는 바로 "혈당 측정해 봅시다."라고 말했다. 혈당 수치는 41mg/dL. 바로 주치의에게 알렸고 처방에 따라 50% 포도당 50ml를 정맥으로 주입했다. 30분쯤 지나자 환자의 의식이 또렷해졌다. 다시 혈당을 측정한 결과 112mg/dL로 회복되었다. 활력징후만 믿고 지나쳤다면 큰일 날 뻔했다. 그제야 가슴을 쓸어내렸다.

■ 임상 추론의 정의

"임상 추론은 간호사가 환자의 데이터를 수집·분석하고, 그 의미를 평가하며, 대안적 행동을 저울질하기 위해 공식적이며 비공식적 사고 전략을 사용하는 복합적 인지 과정이다. 임상 추론은 선형적 과정이 아니라 정보가 지속적으로 추가·삭제·재평가되는 순환적이고 역동적인 과정이다(Simmons, 2010)."

임상 추론 과정에는 인지와 메타인지, 그리고 전문 지식이 통합적으로 활용된다(Simmons, 2010). 이러한 통합적 인지 과정을 구체적으로 뜯어보면 다음과 같은 9가지 주요 속성으로 구성된다.

■ 임상 추론의 주요 속성

Simmons(2010)가 말한 임상 추론의 속성은 다음과 같다.

- **인지:** 인식과 주의 및 정보 수용
- **정보처리:** 자료를 조직하고 체계화하는 과정
- **데이터 분석:** 데이터를 해석하고 의미를 파악하는 과정
- **논리:** 논리적 사고 및 논증
- **추론:** 근거를 바탕으로 한 추정과 예측
- **직관:** 논리적 사고를 넘어서 직감적으로 파악하는 통찰력
- **휴리스틱:** 비공식적인 사고 전략, 즉 직관적 판단
- **심사숙고:** 깊이 있게 곱씹어 생각하는 과정
- **메타인지:** 자신의 사고 과정을 성찰하는 반성적 사고

이러한 속성들이 복합적이고 역동적이며 순환적으로 작용하는 사고가 임상 추론이다.

신규간호사가 A 환자에 대해 어떻게 추론했는지 살펴보자. 환자의 말이 느려지고 땀이 났던 데이터를 지나치지 않고 의미 있게 인식하면서 추론을 시작했다. 당뇨병 환자이고 아침 식전에 인슐린을 투여한 사실을 단서로 아침 식사량 정보를 수집하였다. 자신의 생각이 부족할 수 있다는 반성적 사고를 하여 선배 간호사에게 상의하였다. 선배 간호사는 환자의 증상이 저혈당으로 인한 증상일 수 있다고 추정하여 혈당을 측정하도록 했다. 그 결과 혈당 수치를 확인하고 주치의에게 알려서 50% 포도당을 투여하였다. 30분 후 혈당 수치와 환자의 의식 상태가 회복된 것을 확인하였다.

의료 상황에서 임상 추론의 필요성

신규간호사는 당뇨병에 대한 간호 전문 지식을 A 환자의 데이터와 연결하여 문제로 인식했다. 간호사가 환자의 데이터에서 의미를 발견하지 못했다면 어떤 일이 일어났을까? 마음에 걸리긴 했지만 바빠서 지나쳤다면 어떻게 되었을까? 이상하다고만 생각하고 선배 간호사와 상의하지 않았다면 어땠을까? 혈당을 측정하지 않았을 수도 있다. 저혈당이 더 진행된 후에 발견되었을 수도 있다. 아찔한 일이다.

38년 간호사로 일하는 동안 크게 달라진 것이 있다. 의무기록이 전산화된 것이다. 신규간호사 때는 컴퓨터가 없던 시절이라 종이 카덱스라는 것이 있었다. 환자별 정보를 카덱스 앞뒷면에 연필로 빼곡히 정리했다. 카덱스에는 환자 상태를 종합 요약하여 정리하는 칸이 있었다. 밤번 근무자의 가장 중요한 업무는 환자의 상태를 파악하여 카덱스에 적는 것이었다. 오래되고 덜 중요한 자료는 지우고 최신의 중요한 자료를 적었다. 환자 상태를 적을 수 있는 공간이 정해져 있어서 중환자라도 일정한 글자 수 내로 적어야 했다. 아침이 되어 낮번 선배 간호사께 당당하게 인계하려면 밤 동안 환자 파악을 열심히 해야 했다.

카덱스에는 간호진단과 간호계획을 적는 칸도 있었다. 환자 파악이 끝나면 간호진단과 계획을 고민하여 적고 인계했다. 환자의 상태가 변화되면 간호진단과 계획도 수정했다. 일반외과 병동 시절에는 그래도 할만했다. 마취 방법이나 개복술 여부에 따라 간호 중재가 어느 정도 유형화되어 있었기 때문이다. 내과 병동으로 이동하고 나서 나는 다시 신규 시절로 돌아간 것 같았다.

내과 병동으로 출근한 첫날이었다. 밤번 간호사가 카덱스를 넘기면서 환자 18명에 대해 인계해 주었다. 아무것도 들리지도 이해되지도 않았다. 질환명은 왜 이리 다양하고 혈액검사는 왜 이리 가지각색인가? 막막했다. 의사에게 알릴 때도 목소리가 기어들어 갔다. 다행히 당시에는 미국으로 취업할 간호사가 미국 간호사 면허시험(NCLEX)에 응시하기 전에 치러야 하는 CGFNS라는 시험이 있었다. 나는 3교대 근무를 하면서 시청 앞에 있던 CGFNS 학원에 다녔다. 미국 병원 근무 경험이 있는 간호사가 강의했다. 잠이 부족했지만 귀에 쏙쏙 들어왔다. 덕분에 내과 병동에서 더 이상 주눅 들지 않아도 되었다.

간호는 환자의 데이터를 인식하면서 시작한다. 내가 처음 내과 병동으로 이동했을 때는 환자의 질환과 간호에 대하여 변변한 지식도 경험도 없었다. 환자의 데이터가 어떤 의미를 지니는지 해석하지 못했다. 그러니 간호진단도 간호계획도 독자적으로 수행하기 어려웠다. 부끄러운 나의 신규 시절 이야기를 꺼내어 놓는 것은 나 같은 후배가 없길 바라는 마음에서다. 다행히 카덱스는 옛말이 되었고 환자의 의무기록은 전산화된 지 오래다.

이제는 클릭 한 번으로 원하는 정보를 조회할 수 있다. 정상범위를 벗어난 혈액검사 결과는 쉽게 구분된다. 인계 시간에 간호사들은 모니터에 가득 조회된 환자의 데이터를 눈에 보이는 순서대로 읽어 내려갔다. 여러 차례 입원한 환자의 현 병력 칸은 과거병력이 대부분을 차지했다. 현재 입원 사유를 확인하려면 스크롤바를 한참 내려야 했다.

간호진단 데이터베이스가 구축되었다. 간호진단별 간호 중재를 선택하고 제시된 간호기록 중 필요한 문구를 사용하면 되었다. 이제 기록 문구에 있는 대로 간호를 수행하면 될 일이다. 신규간호사들은 나의 신규 시절처럼 헤매지 않아도 되었다. 그들은 신규 시절에 표준 간호기록 문구를 이용해 간호 중재에 힌트를 얻고 간호기록을 했다. 어느덧 그들이 중견 간호사가 된 지금은 표준 간호진단과 기록 문구 없이는 기록을 어색해하는 상황이 되었다. 데이터베이스에 포함되지 않은 특수한 예외 상황도 분명히 있음에도 말이다.

돌아보니 카덱스에 환자 상태를 적는 일은 정보를 종합 요약하는 훈련이 되었다. 처음엔 어려웠지만 반복하면서 환자를 파악하는 일도 점점 수월해졌다. 환자의 정보를 종합하여 머릿속에 파악하고 있으면 환자 상태가 급변해도 빠르게 추론할 수 있었다. 전자의무기록 시대에 성장한 간호사들은 좀 다르다. 환자 상태를 설명해 보라고 하면 대부분 컴퓨터 모니터 앞으로 다가간다. 질문을 받으면 화면을 클릭하여 원하는 데이터를 찾아서 답한다. 환자 상태의 의미를 해석하기 위해 컴퓨터 안에 저장된 다양한 정보를 종합해야 하기 때문이다. 긴급하게 대처해야 할 응급 상황에서 간호사가 모니터를 보고 있는 모습은 이러한 환경의 변화에서 비롯된다.

간호사의 임상 판단: 비판적 사고에서 임상 추론까지

우리나라에서는 2020년대 초, 간호학 학사학위과정 프로그램 4주기 평가 기준에 '임상 추론'을 도입했다. '대상자 중심 간호' 범주의 학습성과에 "임상 추론을 통해 간호 상황에 적합한 간호를 제공한다."라고 밝혔다. 이 학습성과 달성에 요구되는 역량은 "건강 관련 자료를 통합적으로 분석한다. 간호진단에 따라 간호계획을 수립한다. 비판적 사고와 과학적 근거에 기반한 간호를 수행한다. 간호 결과를 평가한다(한국간호교육평가원, 2023).”로 기술되어 있다.

한동안 비판적 사고와 임상 추론 그리고 임상 판단 개념이 혼용되어 왔다. 이 책에서는 비판적 사고와 임상 추론 개념을 모두 다루고 있으므로 짚고 넘어가려고 한다. 비판적 사고는 모든 일반적 상황에 적용될 수 있는 것으로 임상 추론의 토대가 된다. 임상 상황이나 환자와 관련된 데이터를 분석하는 데 사용하는 비판적 사고 과정이 바로 임상 추론이다. 임상 추론은 임상 판단의 필수 요소이다. 올바른 임상 판단을 내리기 위해서는 비판적 사고와 임상 추론 기술을 개발해야 한다(Victor-Chmil, 2013). 평소 비판적으로 사고하는 간호사가 임상 추론을 통해 올바른 임상 판단을 내리고, 이를 적절한 간호 행위로 옮기는 것이다.

비판적 사고 → 임상 추론 → 임상 판단 → 간호 행위

인공 지능의 도입으로 인간의 사고력이 위협받는다고 한다. 간호사는 임상에서 다양한 환자를 간호하면서 추론한다. 임상 추론은 간호 그 자체이다. 그런데 임상 추론 개념은 가르치기도 배우기도 쉽지 않다. 이제부터는 임상에서 비판적 사고로 추론하기 위해 어떻게 학습하고 준비할지 살펴보려고 한다.

6. 신규간호사 필독
: 임상에서 바로 통하는 학습과 사고의 기술

신규간호사의 부적응은 대부분 학습의 문제에서 비롯된다

앞에서 "이 길이 아닌 것 같아요."라고 했던 신규간호사의 이야기로 다시 돌아가 보자. 신규간호사들이 현장 교육 받는 동안 학습해야 할 양은 어마어마했다. 나는 프리셉터 과정 강의에서 신규간호사에게 한 번에 많은 양을 가르치면 안 된다고 가르쳤다. 그런 나도 신규간호사 현장 교육 체크리스트를 개발할 때 감당이 안 될 정도의 학습 목록을 배치했다. 6주의 현장 교육 기간 중 3주 차는 학습량이 폭발하는 시기였다. 혈액종양내과 병동에서 독립하도록 하려면 별수 없었다. 딜레마였다. 그러니 신규간호사가 현장 교육을 받을 때 자꾸 눈치를 살피게 되는 것이다.

나는 박사학위논문을 구상하며 인지심리학의 정보처리 이론을 공부하고 있었다. 인간이 어떻게 학습하고 생각하는가에 관한 원리를 익히면서 확신하게 된 것이 있다. 바로 신규간호사의 부적응은 간호사 개인의 정서나 사회화의 문제가 아니라 학습의 문제라는 것이다. 그런 확신이 있던 중에 자신의 문제라 여기며 사직을 고민하는 신규간호사를 마주한 것이다. 나는 신규간호사에게 정보처리체계에 대하여 짧게 설명했다. 왜 지금이 길이 아닌 것 같다는 생각이 들게 된 건지 나의 의견을 말했다. 신규간호사는 가만히 고개를 끄덕였다. 학습 내용을 정리하는 방법을 알려 주었다. 5일의 off를 줄 테니 지금까지 배운 것을 정리해 오라 했다. 사직은 그 후에 다시 이야기하자 했다.

3일째가 되던 날 아침이었다. 신규간호사가 상기된 얼굴로 나를 기다리고 있었다. 손에는 고리에 묶은 A3 용지 여러 장이 들려 있었다. A3 용지에는 손으로 써 내려간 도식과 글씨가 빼곡하게 채워져 있었다. 형형색색의 동그라미와 화살표도 보였다. 정리해 온 것을 설명해 보라 했다. 신규간호사는 신이 나서 자신이 공부한 것을 어떻게 정리했는지 설명했다. 그 간호사는 더 이상 사직 이야기를 꺼내지 않았다. 아니 꺼낼 필요가 없었다. 이 길이 아니라고 생각한 것은 신규간호사의 착각이었다. 나의 확신이 현실에서 증명되었다. 모험에 성공한 것이다.

지금도 여러 이유로 고민하는 신규간호사들이 있을 것이다. 어려운 결정을 내리기 전에 부디 이 글을 읽어 주기 바라는 마음이다.

복잡한 임상, 시작의 어려움은 누구나 겪는 당연한 과정이다

학교에서 배운 지식과 실습 경험은 간호사로 일할 수 있게 하는 기초가 된다. 신규간호사는 그 기초를 바탕으로 간호 행위를 한다. 신규간호사들이 처음 경험하는 임상은 매우 복잡하다. 임상 현장은 다양한 지식과 기술과 행동을 통합하여 전문적인 행위가 일어나는 곳이다. 신규간호사들

은 임상 현장에서 새롭게 배운 지식과 기술을 통합하여 간호를 해야 한다. 이 과정에서 이들은 학습 부하를 경험한다. 간호사뿐 아니라 의료 현장에서 일하는 이들은 그 시작점에서 모두 어려움을 겪는다.

복잡한 상황 속에서는 누구나 배운 것을 써먹는 것이 힘들다. 학부 시절 열심히 공부하고 실습해도 임상 현장에 나오는 순간 바로 써먹을 수는 없다. 게다가 새로 공부해야 할 것이 산더미이다. 각각의 임상 현장마다 약속된 프로세스가 있다. 간호사는 환자와 관련된 프로세스라면 무엇이든지 알아야 한다. 현장의 특성에 따라 돌보아야 하는 환자들도 제각각이다. 실습 때 경험한 적 없는 수술이나 시술, 약물 투여 환자도 많을 것이다. 병원 규모가 크면 특정 범주의 환자들만 돌볼 수 있다. 병원 규모가 작아질수록 구분 없이 다양한 환자들을 돌보아야 하는 것이 현실이다. 이 또한 신규간호사의 어려움을 가중시킨다.

경력 간호사도 어려운 건 마찬가지이다. 나는 17년 차에 혈액종양내과 수간호사 발령을 받았다. 첫날 간호단위 업무계획서를 인계받는데 아는 용어가 없었다. 학부 시절에 배운 기억이 없는 혈액암 환자들이 입원하는 병동이었다. 다행이라면 그곳이 11번째 부서였다는 점이다. 어느 정도 예상된 일이었으나 예상보다 훨씬 심각하게 알아들을 수 없었던 것뿐이다. 그래서 심각하게 받아들이지 않았다. 공부하면 되니까. 하지만 신규간호사는 그 모든 일이 처음이다. 나만 그런 일을 겪는다고 느낄 때 수렁에 빠져들기 쉽다.

새롭게 익히고 받아들여야 할 정보가 많으면 정보 자체를 다루기가 어려워진다. 프리셉터나 선배는 하나라도 더 알려 주려고 한다. 오히려 그것이 신규간호사에게는 더욱 감당이 안 되는 학습 부하로 작용할 수 있다. 그렇다고 가르쳐 주지 않고 직무를 하라고 할 수는 없다. 실제로 간호사가 하는 직무가 다양하고 복잡하기 때문이다. 결국 쏟아지는 정보를 종합적으로 관리할 줄 아는 능력이 필요한 상황이다.

학습 내용 아닌 정보처리의 문제

이제는 현실을 받아들이자. 당장 교육 기간을 늘릴 수도 학습량을 줄일 수도 없다. 그 어느 것도 바꿀 수 없을 때 하는 것이 있다. 바로 학습 전략을 적용하면 된다. 우리는 흔히 간호학 내용에 대해서는 누구나 중요하게 생각한다. 그런데 간호학을 학습하는 방법을 아는 것도 중요하다. 임상 현장의 특수성과 복잡성 때문이다. 어차피 간호사가 된다는 것은 다시 배움의 길에 들어서는 것이라 했다. 신규간호사 때만 써먹을 수 있는 것도 아니다. 경력 간호사들도 이동할 때마다 신규간호사로 돌아간 것 같다고 말하며 공부를 시작한다.

그러니 두고두고 써먹을 수 있는 학습법을 아는 것이 중요하다. 앞서 신규간호사에게 일러 준 것은 바로 그 공부 방법 중 일부였다. 원리를 알고 올바른 전략을 적용하면 효율적으로 학습할 수 있다. 학습 내용을 오래 기억할 수 있다. 학습한 것을 적시에 써먹을 수 있어서 실패가 적다. 바로 인간이 어떻게 학습하고 사고하는지 알려 주는 인지심리학의 정보처리체계를 공부하면 된다.

임상 추론은 자료를 수집하고 종합하고 분석하여 결론을 도출하는 복잡한 인지 과정이다. 비판적으로 사고할 줄 알면 임상 추론도 잘할 수 있다. 비판적 사고는 정보를 해석하고 정보를 바탕으로 결정을 내리는 능력을 포함한다. 비판적 사고와 임상 추론 모두 인지심리학의 정보처리체계로 설명된다.

인지 과정을 이해하면 비판적 사고와 임상 추론 방식을 이해할 수 있다. 학습과 사고를 잘하고 싶다면 인간이 어떤 원리로 정보를 이해하고 기억했다가 사용하는지 알아야 한다. 학습은 개인 차원에서 일어난다. 다른 사람이 아무리 지식을 잘 전달한다고 해도 소용없다. 받아들이는 사람의 지식체계가 전달하는 사람의 지식체계와 다르면 받아들일 수가 없다. 그러니 인지심리학의 정보처리체계를 공부하여 학습과 생각의 원리를 익히자. 간호 학생 시절부터 준비하면 더욱 좋다. 신규간호사 때부터 준비해도 늦지 않다. 임상 현장에서 전문가로 일하고 있는 선배 간호사들의 지식체계를 받아들일 준비를 미리 해 두자.

비판적 사고는 습관, 평생 연습으로 완성하다

인간은 원래 컴퓨터처럼 논리적으로 사고하지 않으며 판단의 오류가 많다. 따라서 인간이 비판적으로 사고하는 것은 매우 어렵다. 인간이 비판적으로 사고하려면 오랜 시간에 걸쳐 꾸준히 반복하여 노력하는 수밖에 없다. 예술가처럼 오랜 세월에 걸쳐 끊임없는 훈련이 필요하다. 비판적 사고의 개념에 대해서 굳이 알 필요도 없다. 비판적으로 사고하는 습관이 있어야 비판적으로 사고하는 능력이 향상된다. 중요한 것은 어떻게 하면 비판적으로 사고하는 습관을 들일 수 있는지다.

비판적으로 사고하는 습관이 있어야 비판적 사고 능력이 향상된다. 새로운 습관을 들이려면 다이어리나 앱에 실행 여부를 기록하면서 관리한다. 아침저녁으로 점검하고 돌아본다. 무엇이든 자신에게 편한 방식을 사용해 보자. 작은 습관부터 하나씩 실천하며 66일만 노력하자. 새로운 습관이 자동화되는 데까지 평균 **66일**이 걸린다고 한다(Lally 외, 2009).

자동차를 운전하기 위해서는 누구나 초보 운전자 시절을 거친다. 악기 연주를 막 배우기 시작한 사람이 내는 소리는 연주하는 사람도 힘들고 듣기 괴롭다. 그 시간을 견뎌 내고 꾸준히 연습한 예술가의 연주는 깊은 감동을 준다. 오랜 세월 연습한 발레리나처럼 비판적 사고는 그렇게 드러나는 것이다. 연습을 통해 자동화되는 것이다. 매일 습관을 들이려고 노력하면 된다.

새로운 습관을 들이는 것은 비판적 사고를 위한 습관 중의 '끈기'에 해당한다. 습관을 들이려면 매일 자신을 돌아보아야 하는데 이는 비판적 사고 습관인의 '성찰'에 해당한다. 습관을 들일 때는 조금씩 시작해 보자. '성찰'하는 습관 1가지만으로 시작해도 좋다. '성찰'은 비판적 사고 습관 중에 가장 중요하다고 설명한 바 있다. 이미 시작했다면 여러분은 벌써 비판적 사고자가 되기 위한 여정에 발을 들인 것이다.

이제 임상 현장에서 일을 시작하는 모든 사람이 어려움을 겪는다는 것을 알았을 것이다. 나만의 문제가 아니었다는 것도 알았을 것이다. 여러분이 걱정하는 문제는 학습 전략으로 해결할 수 있다는 것도 알게 되었을 것이다. 비판적 사고와 임상 추론의 개념이 무엇인지 설명하지 못해도 상관없다. 다만 훗날 임상 현장에서 즐겁게 일하는 모습을 꿈꾸어 보자. 비판적으로 사고하는 사람의 습관을 한 가지부터 늘려 가면서 지속해 보자. 66일이다.

이제 여러분은 학습법을 학습할 준비가 되었을 것이다. 다음 장에서는 인지심리학자들의 영역인 정보처리체계에 대해 쉽게 설명해 보려 한다.

Part 2

인간이 학습하고 사고하는 방식

: 정보가 지식이 되기까지

1. 인간 속의 컴퓨터
: 정보처리체계

'정보처리체계'는 어느 때부터인가 간호사들의 성장을 돕기 위해 내게
꼭 필요한 이론이 되었다. 하지만 이 부분을 강의할 때면 매번 진땀을 뺐
다. 강의장에 앉은 분들은 바쁜 현장에서 시간을 쪼개어 달려온 터였다.
강의 제목의 '체계'나 '원리'를 보고는 표정이 어두워지는 느낌을 받곤 했
다. 처음에는 이 강의 제목을 올려놓고도 지루한 내용이 아니니 한 번만
들어 달라고 읍소했다. 나는 이렇게 정보처리 이론을 오랫동안 임상 현장
에 적용해 왔다. 신규간호사들과 프리셉터와 간호 관리자들에게 실제로
도움이 되었기 때문이다. 이제는 더 많은 간호 학생과 신규간호사에게 정
보처리체계를 전하고자 이 글을 쓴다.

정보처리체계는 학습과 실무에 적용할 수 있는 원리 중심으로 다루려
고 한다. 이 글을 따라 읽다 보면 여러분은 인간이 어떻게 정보를 찾고 저
장하고 꺼내 쓰는지 알게 될 것이다. 우리는 원리만 알면 어떤 상황에서
든 적용할 수 있지 않은가? 이 부분을 읽고 나면 여러분은 이 책에서 어떤
이야기를 전하려고 하는지 바로 알아차릴 것이다.

인간의 정보처리체계란: 컴퓨터와 닮은 꼴 '마음'

컴퓨터는 1940년대 제2차 세계대전 중에 군사용으로 처음 개발되었다. 1960년대부터 인간의 뇌를 컴퓨터처럼 정보를 처리하는 시스템으로 보는 학문 분야가 등장했다. 바로 인지심리학이다. 인지의 중심은 기억이다. 우리가 감각을 통해 받아들이는 정보도, 사고와 판단을 거쳐 다시 활용하는 지식도 모두 기억을 바탕으로 한다. 인간의 정보처리체계는 입력된 자극으로부터 정보를 추출, 가공하며, 결과를 출력하는 점에서 컴퓨터와 유사하게 작동한다고 볼 수 있다.

Atkinson과 Shiffrin(1968)은 감각기억, 단기기억, 장기기억으로 기억을 구분했다. 이후 '단기기억'은 기능에 초점을 둔 '작업기억'으로 발전되었다. 감각기억은 컴퓨터의 입력장치, 작업기억은 CPU 메모리, 장기기억은 SSD와 같다. 감각기억은 외부에서 들어온 시각·청각 정보를 순간적으로 포착한다. 포착된 정보는 주의를 기울이지 않으면 소멸된다. 작업기억은 7±2단위로 용량이 제한되며 정보를 단순히 저장하기보다 처리하고 조작하는 공간이다. 반복적 처리를 통해 정보가 유지되거나 장기기억으로 전환된다. 반복 없이는 수 초 내 정보가 사라진다. 장기기억은 용량과 지속 시간이 무제한이다. 작업기억에서 정보를 잘 조작하여 장기기억으로 저장하면 기억이 오래간다.

기억의 구조와 과정: 정보를 선택하여 저장하고 꺼내 쓰기까지

컴퓨터를 하드웨어와 소프트웨어로 구분하듯 인지심리학자들은 인간의 인지를 구조와 과정으로 구분하였다. 인지의 중심인 기억의 구조와 과정을 인용하려니 내용이 어렵고 딱딱하다. 우리는 그 분야의 전문가가 아니므로 정보처리체계의 원리를 이해할 수 있으면 된다. 이에 이해한 것을 쉽게 풀어서 말하듯이 전달하려고 한다.

감각기억부터 시작해 보자. 우리가 처음 접하는 정보는 모두 감각기억을 거친다. 감각기억에 정보가 머무는 시간은 1~2초 이내이다. 수많은 자극 중에서 주의를 기울일만한 정보를 선택해서 작업기억으로 저장한다. 주의를 기울이지 않은 정보는 소멸된다. 개인의 관심과 흥미 또는 동기에 따라 주의를 기울일만한 정보를 선택한다. 화려한 시각 자극이나 아름다운 청각 자극에 주의를 끌리기도 한다. 첫눈에 반하는 것도 여기에 해당한다.

작업기억에는 용량이 제한되어 있어서 7±2단위보다 큰 정보는 다룰 수 없다. 여기서 용량은 절대 '개수'가 아니라 '단위'다. 작업기억은 제한된 용량의 한계를 청킹(chunking)으로 극복한다. 청킹은 정보를 의미 덩어리로 묶는 방법이다. 작업기억은 감각기억보다 정보가 머무는 시간이 길어져서 18초~30초로 늘어난다. 작업기억은 이 기간 동안 다양한 기억 과정을 수행한다. 작업기억에서 처리하지 않은 정보는 새로운 정보가 들어옴에 따라 들어온 순서대로 소멸된다. 작업기억에서 잘 처리된 정보는 장기기억으로 저장된다. 정보를 처리할 때는 이미지로 바꾸거나 원인과 결과 관계로 의미화하여 처리하면 저장이 잘 된다. 이를 '이해'라고 한다.

감각기억과 작업기억을 설명할 때 알아야 할 것이 있다. 불안하거나 부정적인 감정에 사로잡히면 인지능력이 떨어진다. 부정적인 감정이 있으면 감각기억에서 주의 집중을 못 하여 정보를 선택할 수 없다. 그러지 않아도 좁은 작업기억의 공간을 부정적인 감정이 차지하여 정보를 처리할 공간이 부족해진다. 그러므로 정보를 선택하거나 처리하는 능력을 높이려면 스트레스 상황에서 감정 조절을 잘해야 한다.

장기기억으로 전달된 정보는 인출할 때 필요한 단서와 함께 머릿속 기억 체계에 저장된다. 장기기억으로 저장된 정보를 지식이라 한다. 새로운 정보를 기존의 지식과 연결하여 장기기억에 저장하는 과정을 학습이라 한다. 머릿속에 구축하고 있는 기억 체계는 스키마의 형상을 지닌다. 장기기억은 일상의 기억이다. 세상의 정보와 개인의 지식과 기억 상황이 그림처럼 구성된다. 어릴 때부터 지금까지 공부하고 경험한 것이 백과사전이 저장되어 있다. 신규간호사라면 학부에서 공부한 간호학 개념이 의미 관계로 스키마에 저장되어 있다. 머릿속에 간호학대사전이 저장된 것이다. 다만 어떻게 공부했는가에 따라 사전에 저장된 지식의 양과 질이 다르다. 아주 좋았거나 슬펐던 감정이 동반된 기억은 더욱 강하게 연결되어 오래 저장된다.

감각기억에서 선택한 정보는 작업기억으로 보낸다. 작업기억은 정보를 기억 지식과 연결하는 의미 과정을 일으킨다. 새로운 정보는 작업기억 안에서 의미 과정을 거쳐 기억과 비교되고 연결되어 생각이 일어난다. 이때 새로운 정보는 보다 많은 기억 처리를 요구하며 친숙한 정보는 손쉽게 기억된다. 지식은 정보보다 많은 맥락과 의미를 제공하므로 단순하게 기억되기보다는 추론의 기반이 된다. 비판적 사고와 임상 추론도 이런 식으로 작동한다. 생각이 일어나면 언어나 행동으로 표현한다. 우리는 다른 사람의 생각을 언어나 행동을 통하여 생각을 알 수 있다. 다시 작업기억에 새로 들어온 정보를 저장하려면 지식이 인출되었던 자리에 연결하여 저장한다. 새로운 학습이 일어난 것이다.

여기까지 우리가 지식을 선택하여 처리하고 저장했다가 인출해서 사용하는 과정을 살펴보았다.

청킹과 스키마: 전문가와 초보자의 차이

청킹은 복잡한 정보를 작은 단위로 묶어서 제한된 용량과 처리 부담을 줄여 준다. 정보를 받아들인 사람이 그 정보의 의미를 해석하여 알아야 청킹이 가능하다. 청킹을 잘하려면 작업기억으로 들어온 다양한 정보를 빠르게 분류해서 범주화할지 결정해야 한다. 따라서 청킹 능력은 정보를 받아들인 사람의 스키마에 저장된 기존 지식에 따라 다를 수 있다. 스키마는 복잡한 정보를 틀에 맞춰 빠르게 분류하고 해석하여 단순화한다.

인지심리학자들은 전문가일수록 청킹 능력이 뛰어나다고 말한다. 전문가는 기존 지식과 경험을 활용하여 작업기억에서 빠르게 분류하고 범주화한다. 이에 따라 많은 정보를 한 번에 다룰 수 있어서 작업기억의 용량을 여유 있게 사용할 수 있다. 따라서 작업기억에서 일어나는 생각과 판단에 방해받지 않는다. 반대로 초보자는 스키마에 저장된 지식과 경험이 적다. 정보를 분류하고 범주화하는 능력이 전문가에 비해 부족하다. 청킹 능력이 떨어져서 한 번에 다룰 수 있는 정보량이 적다. 많은 정보를 접해도 바로 처리하지 못해 소멸된다. 작업기억에서 정보를 처리하는 데 급급하다 보니 생각이나 판단할 여유도 없다. 이럴 때는 순간적으로 아무 생각도 나지 않는 것처럼 느껴진다.

장기기억에 저장을 잘하려면 작업기억에서 청킹할 때 스키마의 구조에 따라 의미 덩어리로 구성해야 한다. 장기기억의 스키마는 냉장고로 비유해서 설명할 수 있다. 냉장고를 평소에 잘 정리해 둔 사람은 냉장고에 무엇이 있고 없는지를 알아서 필요한 재료만 사 온다. 재료마다 보관 위치가 정해져 있어서 빠르게 넣는다. 요리할 때도 정리할 때 붙여둔 라벨을 보고 쉽게 재료를 꺼낸다. 평소 냉장고를 정리하지 않는 사람은 재료를 찾지 못하여 없다고 착각하기도 한다. 재료가 어디엔가 있으나 찾을 수 없어서 사용하지 못하는 것이다. 여기에서 냉장고는 장기기억. 비슷한 재료끼리 분류하는 것을 청킹, 분류하여 저장한 구역은 스키마, 식재료는 기억이라 생각하면 이해하기 쉽다.

장기기억의 스키마가 체계적으로 구조화되어 있으면 많은 양의 지식을 분류하여 저장할 수 있다. 새로운 정보를 접해도 관련 지식의 위치를 쉽게 찾아서 저장할 수 있다. 상황에 따라 저장된 지식을 빠르게 찾아서 인출한다. 지식이 체계적으로 연결되어 있으면 호수에 돌을 던졌을 때 생기는 파문처럼 연결된 지식이 따라서 인출된다. 하나를 알려 주면 열을 아는 경우다. 반면, 머릿속 지식이 스키마 형태로 구조화되어 있지 않으면 저장한 지식을 찾기 어렵다. 단편적인 지식만 인출하게 된다. 하나를 알려 주면 하나만 아는 것이다. 시험 전날 급한 마음에 암기하여 쑤셔 넣은 내용은 시험이 끝나면 기억이 나지 않는다. 시험공부한 것을 기존 지식과 연결하여 저장하지 않았기 때문이다.

장기기억에 지식을 체계적으로 잘 저장해 둔 사람은 새로운 학습을 수월하게 할 수 있다. 장기기억에 지식이 부족하거나 정리가 안 되어 있는 사람은 새로운 것을 배울 때 어려워한다. 인지심리학자들은 이를 '지식과 이해의 빈익빈 부익부의 원리'라고 설명한다(이정모, 2009). 결국 공부를 해 본 사람이 더 잘하는 것이다. 여러분은 어떠한가? 정보가 기억에 저장되고 다시 꺼내 쓰이는 원리를 이해하면 효과적으로 학습 방법에 응용할 수 있을 것이다.

2. 학습과 사고의 원리
: 뇌의 신경생리로 이해하는 정보처리체계

앞에서는 인지심리학자들이 제시한 정보처리체계를 기능적으로 살펴보았다. 감각기억, 작업기억, 장기기억의 흐름은 실제로 뇌의 신경생리학적 기반 위에서 작동한다. 추상적 개념으로 보이는 인지는 실제로 뉴런의 전기 화학적 활동과 상응한다. 이에 기억과 뉴런의 연결에 따라 뇌에서 일어나는 활동을 구성해 보았다. 이를 통해 인지와 뉴런이 어떻게 맞물려 작동하는지를 살펴보려고 한다.

감각기억과 작업기억: 감각 피질과 전두엽

우리가 가장 많이 받아들이는 시각 정보는 뇌의 가장 뒤쪽인 후두엽의 감각 피질에서 처리된다. 그밖에 측두엽에서는 청각 정보가 해석되고, 두정엽은 촉각 정보를 인지하고 처리한다. 감각기억은 후두엽과 측두엽 두정엽의 감각 피질에서 아주 짧게 유지된다. 감각기억의 정보가 작업기억으로 전달되기 위해서는 전두엽의 주의 조절 기능이 개입해야 한다. 전두엽에서 감각 정보 중 어느 정보를 의식적으로 생각할 것인지 주의를 집중하여 선택한다(Oberauer, 2019). 시끄러운 카페에서 친구가 하는 말을 알아듣기 위해 귀를 기울이는 순간, 우리는 이미 전두엽을 쓰고 있는 셈이다.

전두엽에서 주의를 기울여 선택한 정보는 전두엽의 작업기억으로 전달된다. 주의를 받지 못한 정보는 몇 초안에 사라진다. 작업기억의 과정은 전두엽에서 일어난다. 전두엽은 인지의 역동적이고 능동적인 과정이 수행되는 기억 공간이다. 전두엽은 정보를 일시적으로 유지하고 조작하면서 주의 집중, 계획, 결과 예측, 추론, 판단, 의사 결정, 문제해결을 한다. 카페에 앉아 '과제 끝내고 수업 들으러 가려면 한 시간 안에 마쳐야 해. 그러니까 휴대전화는 보지 말자' 이렇게 생각하는 순간 전두엽은 필요한 정보를 유지하고 우선순위를 판단하며 계획을 세운다.

전두엽은 작업기억의 고차원적인 인지 과정을 담당하는 만큼 뇌 영역 중 가장 늦게 완성된다. 전두엽은 청소년기에 활발하게 발달해 20대 중후반까지 완성된다(Lenroot와 Giedd, 2006). 그전에는 충동 조절이나 계획, 판단 같은 기능이 미숙할 수밖에 없다. 나도 그랬다. 대학교 1학년 시험을 하루 앞둔 날이었다. 친구가 도서관 자리를 맡아 줬지만 나는 빠져나와 미용실 의자에 앉았다. 펌 시술에만 세 시간이 걸렸다. 친구가 노트를 주며 공부하라며 줄을 쳐 주었지만 제대로 읽지도 않았다. 결국 시험은 망쳤다. 아마도 미숙한 전두엽 때문이었지 싶다. 그때 이야기는 지금도 친구와 두고두고 웃으며 꺼내곤 한다.

장기기억: 해마와 편도체, 대뇌피질의 팀워크

전두엽의 작업기억에서 반복적으로 의미 있게 처리된 정보는 장기기억으로 저장된다. 장기기억은 뇌의 여러 영역에 분산 저장된다. 언어, 사실, 개념과 관련된 의미기억은 측두엽에 저장된다. 공간 인식 및 감각적 맥락과 결합한 기억은 두정엽에 저장된다. 자전거 타기와 같이 반복된 연습을 통해 자동으로 작동하는 절차기억은 기저핵에 저장된다(이정모와 이재호, 1996). 운동기억은 소뇌에 저장된다. 처음으로 자전거를 배울 때는 몸의 균형을 잡기 어렵다. 반복하다 보면 의식하지 않아도 몸이 균형을 잡게 된다. 절차기억과 운동기억이 있어서 생각하지 않고도 자연스럽게 동작을 수행할 수 있게 되는 것이다.

장기기억으로 저장하는 데 관여하는 뇌는 해마와 편도체, 측두엽 대뇌피질이다. 해마는 귀의 뒤편 측두엽 안쪽에 있으며 편도체 뒤쪽에 있다. 해마는 작업기억에서 전달받은 새로운 정보를 일시적으로 저장한 뒤 중요도를 평가하여 측두엽의 대뇌피질로 넘긴다. 이렇게 넘겨진 정보는 장기기억으로 전환된다(강윤정과 차귀령, 2017). 한 달 이내에 반복해서 복습한 정보는 해마가 중요하다고 판단하여 장기기억으로 저장한다. 반면 오랜 시간이 지나 다시 학습하면 해마는 이전에 학습했던 정보가 아닌 새로운 정보처럼 처리한다. 그래서 공부했던 내용도 한참 뒤에 다시 보면 새로 접하는 것처럼 낯설게 느껴질 때가 있다. 해마가 중요하지 않은 정보라고 판단하여 삭제했기 때문이다.

다시 전두엽 이야기로 돌아가 보자. 우리가 새로운 정보를 접하면 전두엽의 작업기억에 임시 저장된다. 동시에 해마와 측두엽에 저장된 장기기억에서 새로운 정보 관련 기억을 찾아 전두엽의 작업기억으로 인출한다. 병동에서 새로운 입원환자 정보를 접했을 때 과거에 경험했던 환자 사례를 떠올리는 것이 여기에 해당한다. 이렇게 인출된 지식은 작업기억에서 새로운 정보와 결합하여 비교, 분석, 평가에 활용된다. 이렇게 해서 기존 지식이 새로운 정보에 활용되어 학습과 생각으로 이어지는 것이다.

인지와 정서의 관계는 뇌의 해마와 편도체의 위치만으로도 관계를 이해할 수 있다. 편도체는 해마의 바로 앞부분에 있다. 편도체는 정서 기억을 저장하고 그 기억이 활성화되는 것을 조절하며 정서 반응에 핵심 역할을 한다. 따라서 기억에 감정이 개입되면 편도체가 함께 작동한다. 특히 강한 감정 반응을 동반한 사건은 편도체가 자극되어 해마에서의 기억 형성 과정을 더 강하게 만든다. 감정적으로 흥분된 상태에서 제시된 이미지가 그렇지 않은 이미지보다 더 잘 기억되는 것을 발견했다. 어릴 적에 수치심을 느꼈던 순간이나 기쁜 순간을 기억하는 이유도 이 때문이다(Cahill과 McGaugh, 1998).

해마와 편도체 그리고 전두엽이 하나의 기능적 회로로 작동한다는 연구 결과가 보고되었다. 해마는 편도체와 신경 경로로 연결되어 있다(Pessoa, 2008). 해마는 전두엽과도 신경 경로로 연결되어 있다. 해마에는 스트레스 호르몬과 결합하는 수용체들이 분포하여 스트레스에 취약하다(김은주와 김진석, 2012). 스트레스나 불안 상태에서 편도체가 활성화되면 연결된 신경 경로를 통해 해마의 기능이 방해받는다. 이렇게 되면 해마가 기억을 임시 저장했다가 장기기억으로 저장하는 과정에서 기억 형성에 혼란을 줄 수 있다. 스트레스나 불안으로 편도체가 지나치게 활성화되면 전두엽을 억제하여 작업기억에 악영향을 준다.

이와 같이 해마, 전두엽, 편도체는 상호작용을 한다. 내가 모르는 사이에 나의 감정과 인지가 뇌에서 서로 영향을 주고받고 있었다. 감정 조절을 잘할수록 학습효과가 좋아진다는 것을 신경생리학적으로 확인한 셈이다.

학습을 통해 연결망을 늘려 가는 뇌: 뉴런의 연결과 시냅스 형성

뇌에는 뉴런, 즉 신경세포들이 연결되어서 신경회로를 이룬다. 우리 뇌에는 1,000억 개가량의 뉴런이 있다. 이 뉴런들은 수천 개의 시냅스를 통해 밀접하게 연결되어 있다. 이때 연결부위를 시냅스라 하며 시냅스를 통해 전기적 화학적 신호가 전달된다. 뇌는 이 신호를 사용해 정보를 받아들이고 판단하고 반응한다. 마치 컴퓨터가 전기회로를 통해 연산하듯 뇌는 신경망을 통해 정보를 받아들이고 기억하며 학습한다.

학습과 기억은 세포 수준에서 시냅스 연결 강도의 변화로 나타난다(이정모, 2009). 우리가 새로운 것을 배우거나 경험하면 뉴런을 연결하는 시냅스가 형성되거나 강화된다. 전두엽은 20대 중반까지 완성되지만 뉴런의 시냅스 형성은 나이가 들어도 지속된다. 시냅스가 형성되면 뇌 혈류가 증가하여 뇌세포에 많은 산소와 영양을 공급하여 뇌 기능이 향상된다고 한다(강윤정과 차귀령, 2017). 이 현상은 평생에 걸쳐 지속되어 성인이 되어서도 얼마든지 새로운 것을 배울 수 있다고 알려져 있다.

반복하여 학습하면 시냅스의 연결이 단단해진다. 반복 학습을 통해 시냅스가 강화되어 전달된 신호가 장기기억으로 고정되는 것이다. 어떤 시냅스가 자주 활성화되면 나중에 같은 자극이 와도 더 쉽고 강하게 반응한다. 따라서 반복 학습으로 시냅스가 강하게 연결되면 단서 하나로 기억 전체를 빠르게 떠올릴 수 있다. 예를 들어 처음에 복사해서 붙이기 기능을 사용할 때는 해당하는 키보드의 자판을 외워서 보고 누른다. 하지만 반복하다 보면 생각하는 순간 손이 이미 키보드를 누르고 있다. 반복 학습으로 시냅스가 강화되고 절차기억으로 전환된 결과다. 반대로 복습하지 않으면 시냅스 연결이 약하거나 일부만 연결된다. 실습 때 의학 용어가 익숙한데 뜻이 떠오르지 않을 때가 그런 경우이다.

"한 신경세포가 다른 신경세포의 발화에 참여했다면 그 두 신경세포는 연결된다."라는 헤비안의 원리는 Hebb(1949/2005, p. 62)에 의해 제안되었다. 이 원리는 반복 학습이 시냅스를 강화한다는 근거로 발전되었다(Keysers와 Gazzola, 2014). 예를 들어 병원 식당에서 예전에 학교 앞 분식집에서 먹던 것과 맛이 비슷한 떡볶이를 먹는다. 그러자 갑자기 친구들의 모습, 왁자지껄했던 대화까지 함께 떠오를 수 있다. 이는 서로 연결된 기억들이 잇달아 인출된 결과다.

지금까지 뇌의 신경생리학적 기반이 정보처리 이론과 어떻게 연결되는지 확인해 보았다. 다음부터는 기억의 각 단계를 학습과 실무에 어떤 방식으로 적용할 수 있을지 살펴보기로 하겠다.

3. 세상을 마주하는 순간
  : 생동의 감각기억

앞에서 인지심리학자들이 설명한 정보처리체계와 이에 상응하는 뇌의 신경생리학적 기반에 관하여 살펴보았다. 정보처리는 정보가 기억 구조를 거치며 저장되고 인출되는 순환 과정이다. 이제부터 정보가 기억의 경로를 따라 이동하는 과정을 순서대로 살펴보겠다.

주의를 기울인 정보만 선택된다

감각기억은 아주 짧게 흔적을 남긴다. 인지심리학 교재에서는 시각은 약 0.5초, 청각은 약 2초로 설명하기도 한다(이정모, 2009). 우리는 눈과 귀를 통해 수많은 감각 정보를 지각한다. 이 정보는 대부분 의식에 도달하지 못한 채 아주 짧은 순간 머릿속을 스쳐 지나간다. 버스정류장에 앉아 버스를 기다리는 모습을 떠올려 보자. 자동차가 지나가고 신호등에서 소리가 난다. 햇살 속에 사람들이 걸어 다니고 맞은편 건물에는 화려한 간판들이 걸려 있다. 우리는 이 모든 자극을 감지하지만 실제로는 특정 정보에만 주의를 기울인다. 기다리던 버스 번호판이 눈에 들어오자 곧바로 반응하고 버스를 놓치지 않기 위해 몸을 움직인다.

감각기억에서 정보를 흘려보내지 않고 모두 기억한다면 어떤 일이 일어날까? 정보 과잉으로 새로운 정보를 받아들일 수 없을 것 같다. 사라지지 않는 시각, 청각, 후각이 나를 에워싸서 거리를 걷는 것이 괴로울 것 같다. 정보 과부하로 감당하기 어려울 수 있다. 감각기억에서 망각이 일어나서 다행이라는 생각이 든다. 우리가 어떤 것을 좋아할 때, 그리워할 때가 있다. 그럴 때 감각기억이 나서서 관심 있어 하고 좋아하고 그리워하는 것을 찾아준다. 그렇다. 감각기억은 우리의 학습과 생각이 일어나는 시작점이다.

감각기억에서는 그 내용을 기억 속에 두고 유지하려면 주의를 기울여서 정보가 몇 초 동안 더 지속되게 해야 한다(이정모, 2009). 임상 상황에서 접하는 감각 정보의 대부분은 소리와 이미지의 형태이다. 간호사가 환자를 시진, 청진하여 접하는 정보를 감각기억으로 들어오게 하여 중요하게 생각하는 정보를 선택한다. 컴퓨터 모니터나 장비의 글씨, 환자의 표정은 눈으로 인식되어 감각기억 시스템에 잠시 보관된다. 환자의 심장 박동음, 호흡음, 말소리도 감각기억 시스템에 임시 보관된다. 감각기억 시스템은 방대한 정보를 감지하지만 2초 이내의 짧은 시간 동안만 저장할 수 있다. 이 정보의 대부분은 의식에 도달하지 않는다.

선택한 정보만 기억에 남는다

감각기억은 우리의 주변 환경에서 자극이 들어올 때 작동하기 시작한다. 반면에 인지적 예측이나 동기가 감각기억에 영향을 미치기도 한다.

주의의 선택이 그것이다. 휴대전화만 켜면 시각 청각 자극으로 주의를 끄는 정보가 넘친다. 이제는 정보를 찾는 것보다 어디에 주의를 집중할 것인가 하는 선택의 문제에 도달한다. 이제부터 감각기억에서 어떤 정보가 선택될 수 있을지 살펴보자. 감각기억에서는 **감각적으로 두드러진 자극**(Pedale과 Santangelo, 2015)이나 **기대**(Kafkas와 Montaldi, 2018) 그리고 **동기 수준**(Berridge, 2007)에 맞는 정보가 선택된다. 여러 자극 중에서도 자신에게 특별히 의미가 있거나 예상과 다르거나 동기와 관련된 자극을 선택할 가능성이 높다.

첫째로 우리를 둘러싼 환경에서 자극이 들어와서 감각기억이 작동하기 시작한 예이다. 병실에서 '쾅' 하는 소리가 들리면 간호사들이 일제히 병실로 달려간다. 이 소리는 환자가 침대에서 떨어져 낙상할 때 나는 소리이다. 낙상은 환자 상태의 급격한 변화를 초래할 수 있다. 그 때문에 간호사들의 감각기억에서 자동으로 주의를 기울인 것이다.

두 번째로 기대와 예상에 따라 감각기억을 선택한 사례이다. 환자가 울혈성 심부전증이라는 것을 알게 된 간호사가 관련된 환자의 증상 정보를 작업기억으로 이동시키는 경우이다. 이때 울혈성 심부전증 증상에 대한 지식이 장기기억에 저장되어 있으면, 증상을 보고 바로 알아차릴 수 있다. 앉은 채로 어깨를 들썩이면서 호흡하는 모습, 다리의 부종, 환자의 기침 소리 같은 정보들이다. 이렇게 감각기억에서 주의를 집중하여 선택한 정보는 작업기억으로 이동하여 처리되기 시작한다.

세 번째는 동기에 따라 감각기억을 선택하는 경우이다. 내과 병동으로 이동한 지 얼마 안 된 시기였다. 밤 근무 중에 눈앞에 '인턴용 심폐소생술 지침'이라는 제목의 소책자가 보였다. 그러지 않아도 근무하다가 심정지 환자가 생기면 어떻게 해야 할지 몰라 불안할 때였다. 틈틈이 지침을 보면서 심정지 환자가 생기면 뭐부터 해야 하는지 머릿속으로 시뮬레이션했었다. 그 후 얼마 되지 않아 실제로 심정지 환자가 생겼고 잘 대처했던 기억이 있다.

감각기억은 우리의 학습과 생각이 일어나는 시작점이다. 학습이 시작되려면 감각기억에서 주의를 끌 수 있는 자극이 필요하다. 감각기억의 특성을 학습에 활용하려면 어떻게 해야 할까? 감각기억은 우리의 기대와 동기에 따라 자극을 선택한다. 본격적인 학습에 들어가기 전에 학습에 임하는 마음가짐, 태도, 성장에의 욕구 등을 돌아보면 좋다. 감각기억은 환경 자극을 지각하여 그 작동을 시작한다. 따라서 학습에 필요한 자료를 준비할 때는 눈길을 끌거나 귀에 명확하게 인식되는 소리 정보를 활용한다. 시청각적으로 명확하고 강력한 인상을 남길 수 있는 학습 준비가 도움이 된다.

이제까지 감각기억에 관해 살펴보았다. 감각기억에서 선택된 정보가 처리되는 과정은 다음의 작업기억에서 이어진다.

4. 정보를 해석하고 판단하는 공간
  : 역동의 작업기억

정보와 기억이 만나는 곳: 작업기억

 잠시 머릿속에 떠올렸다가 사라지는 전화번호처럼, 작업기억은 아주 짧은 시간 동안만 정보를 머무르게 한다. 컴퓨터로 치면 데이터를 실시간으로 처리하는 CPU(Central Processing Unit)와 비슷하다. 여러 작업을 동시에 할 때 CPU의 성능이 중요한 것처럼, 우리 인간의 뇌 역시 정보를 조작하고 처리하는 작업기억의 용량에 한계가 존재한다. 기기의 성능이 정해져 있듯 우리 뇌의 처리 능력도 정해진 셈이다.

 작업기억은 외부 자극이나 장기기억에서 꺼낸 정보를 일시적으로 저장한다. 작업기억에서는 시각 자극은 이미지로, 청각 자극은 언어나 소리로 전환한다(이정모, 2009). 작업기억은 처리 용량이 제한되어 있다. 작업기억에서 한 번에 약 7±2단위만 처리할 수 있다고 알려져 있다(Miller, 1956). 이 7±2단위는 숫자처럼 단순한 것일 수도 있고, 단어처럼 복잡한 덩어리일 수도 있다(이정모 외, 2006). 하지만 최신 연구에 따르면 실제 작업기억의 용량은 이보다 더 적은 단위로 보고되기도 한다. 실제로 작업기억은 용량이 제한되어 한 번에 2~4단위만을 처리할 수 있다는 연구 결과가 보고되었다(Kirschner 외, 2006).

여기에서 중요한 것은 '단위'의 단위이다. 작업기억의 용량은 '몇 개'라는 숫자보다, 무엇을 하나의 단위로 묶느냐에 따라 달라진다. 예를 들어 "1-0-0-4"는 4개의 숫자일 수도 있고, "1004"는 한 단위일 수도 있다. 여기서 단위의 수준이 청킹의 범위나 용량을 결정한다. 청킹은 단위의 크기를 키워 주는 전략이다. 같은 작업기억 용량이라도 청킹 단위를 크게 잡으면 더 많은 정보를 처리할 수 있다. 청킹은 단순히 묶는 것이 아니다. 기존 지식 틀인 스키마가 있어야 가능하다. 스키마가 있으면 복잡한 정보도 빠르게 하나로 묶인다. 스키마가 없으면 각각 따로 처리해야 한다.

작업기억에서 입력된 자극은 보통 18초 길어야 30초 머문다. 주의를 기울이지 않으면 새로운 자극이 들어오면서 곧 잊히게 된다. 새로운 정보가 들어오면 이전 정보를 밀어내듯 작업기억의 작업대에서는 이전 자극이 순식간에 사라진다. 특정 일감을 계속 갖고 있을 수 없다. 계속 새로운 일감이 들어오니까. 이전에 있던 일감은 밀려서 대치된다(이정모, 2009). 만일 정보를 잊지 않으려면 되새겨서 머릿속에 떠올려야 한다. 전해 들은 전화번호를 다 적을 때까지 마음속으로 되뇌는 것처럼 말이다.

어떤 사람이 친구에게서 전화번호를 듣는다. 맘속으로 '010-84*3-25*6'을 되뇌며 스마트폰에 입력하려는데 다른 친구가 "우리 저녁 뭐 먹을까?"라고 묻는다. 잠시 대답하는 사이 전화번호는 머릿속에서 사라진다. 전화번호에 두었던 주의가 저녁 식사로 옮겨지면서 사라진 예다. 전화번호를 잊지 않으려면 질문에 대답하지 않아야 한다. 작업기억의 이런 특성 때문에 사람은 한 번에 많은 정보에 주의를 집중하지 못한다. 너무 많은 정보를 주면 잘 처리하지 못한다. 신규간호사 현장 교육 때 흔히 듣는 말이 있다. 프리셉터는 설명했다 하고 프리셉티는 안 들었다는 말이다. 감각기억의 주의나 작업기억의 망각에 대해 알고 보면 이상한 일도 아니다. 모르고 들으면 감정이 상하기 쉽다.

환경 자극으로 감각기억이 작동되면 관련 지식이 자동으로 인출된다. 한편 작업기억에서 의식적으로 지식을 선택하여 인출하기도 한다. 감각기억에서 선택된 정보가 작업기억에서 조작될 때 정보가 깊이 있게 처리된다. 이는 장기기억의 각종 스키마를 활성화하여 추론이 일어난다. 이 과정 덕분에 사고, 판단, 학습 및 문제해결이 가능해진다. 결국 비판적 사고를 통한 임상 추론도 이 방식으로 이루어진다.

똑같이 보고 다르게 해석한다

사람은 감각기억에 들어온 수많은 정보 중에서 자신도 모르는 사이에 어떤 것에 주목하게 된다. 대개 의미가 있거나, 기대에 맞거나, 자신의 동기와 관련된 정보이다. 사람마다 선택하는 정보가 다를 뿐만 아니라 같은 정보 중에 주목하는 지점도 다를 수 있다. 그래서 같은 장면을 보아도 사람마다 눈에 들어오는 포인트가 다르고 결국 전혀 다른 생각과 결과로 이어질 수 있다.

밤번 근무를 하던 4년 차 간호사 때였다. 간성 뇌증 환자로 혈변과 식도출혈이 지속되는 환자가 있었다. 의식은 혼미하였고 락툴로스 관장을 4시간마다 했다. 나는 이 환자를 간호사실 옆 처치실에서 집중하여 돌봤다. 긴 밤이 지나고 아침이 되었다. 수간호사님은 시트를 가져와 환자 위에 덮어 주셨다. 그제야 내가 환자에게 아무것도 덮어 주지 않았다는 걸 깨달았다. 환자의 분비물로 인해 환의와 시트가 쉽게 젖곤 했었다. 환자의 혈변과 토혈에 집중하느라 이 환자의 프라이버시를 충분히 고려하지 못했다.

같은 환자를 돌보더라도 간호사가 환자 정보 중 무엇에 주목하는가에 따라 결과가 전혀 다르다. 내가 주의를 집중하지 않았던 정보는 인식되지 않아 처리되지 않은 것이다. 그 일을 부끄러움으로 인식하고 나서부터는 변화가 생겼다. '내가 보는 것이 다가 아닐 수도 있겠다. 내가 인식하지 못한 것이 있을 수 있다' 이 사례는 이런 생각이 시작되는 계기가 되었다.

늘 가까이에서 볼 수 있는 볼펜의 예를 들어 보자. 볼펜을 볼 때도 보는 시점과 각도에 따라 각각 다르게 보인다. 한 번에 볼펜의 모든 모양을 지각할 수 없다. 이렇게 우리는 사물을 지각할 때 그 전체를 동시에 파악하지 못하고 특정 시점의 일부 측면만 인식한다.

나는 오랫동안 이 그림으로 정보처리 이론과 간호사의 비판적 사고를 연결하는 강의를 시작해 왔다. 박사과정 중 과제를 하면서 이 그림을 처음 접했다. '간호의 wholism'에 일부 영향을 주었다고 하는 게슈탈트 이론에 등장하는 그림이다. 어떤 이는 오리를 보았다 하고 어떤 이는 토끼를 보았다고 한다. 자신이 본 것이 맞다고 서로 우기기도 한다. 보는 사람에 따라 오리로도 토끼로도 해석된다. 초점을 어디에 두는가에 따라 오리와 토끼를 번갈아 볼 수 있다. 이 그림은 우리의 뇌가 동일한 시각 정보를 서로 다르게 인식할 수 있음을 알려 준다. 즉 같은 현상도 해석이 달라지면 완전히 다르게 보인다는 점을 설명하는 그림이다.

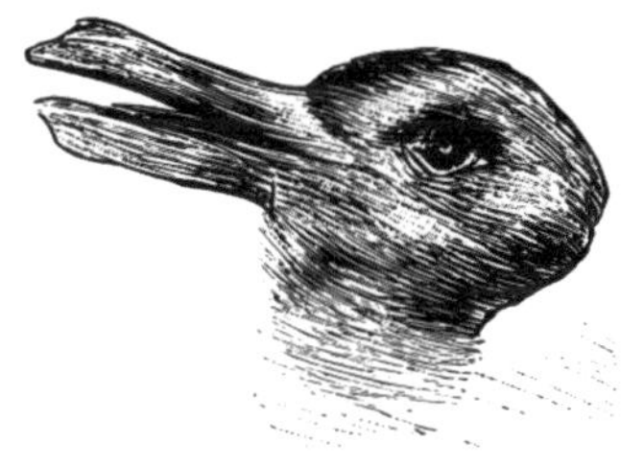

오리-토끼 착시

이 그림도 마찬가지다. 검은색을 배경으로 보면 잔이 보이고, 흰색을 배경으로 보면 두 사람이 마주 보는 얼굴이 보인다. 주의를 기울인 색은 전경이 된다. 반대로 주의를 두지 않은 색은 배경이 된다. 전경과 배경은 동시에 지각되기 어렵다. 인간은 두 가지를 동시에 인지하지 못한다. 한 번에 오직 하나만을 전경으로 선택하고 나머지는 배경으로 처리한다. 이렇게 동일한 그림을 보면서 각자의 해석 방식에 따라 인식이 달라질 수 있다는 것을 배웠다.

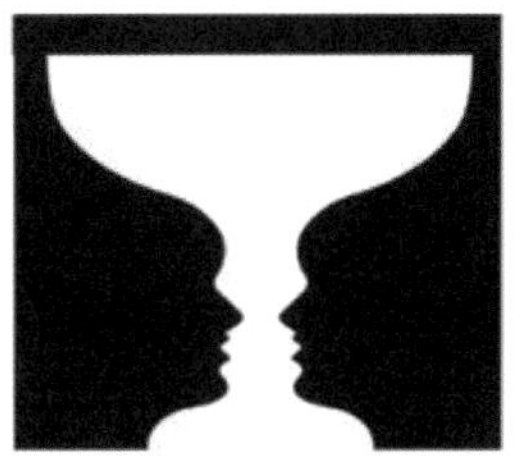

루빈의 꽃병

그림에서 가운데 회색 사각형의 크기와 색상은 동일하다. 배경색, 즉 맥락이 다를 뿐이다. 하지만 배경색에 따라 작은 사각형이 다르게 보인다. 이렇게 우리가 지각하는 대상 주변의 맥락은 주의를 두고 있는 것의 색상이나 채도를 변하게 한다. 나는 회색 사각형을 간호 학생이 배우는 간호학 교과서 내용이라 보았다. 그런데 임상에 나오면 다양한 맥락에 둘러싸여 있는 환자들을 만난다. 검은색 맥락의 환자도 있고, 흰색 맥락의 환자도 있다. 같은 위암 수술 환자라도 그 주변 맥락은 다양하다. 환자의 경제적 상태, 가족의 지지체계, 암에 대한 병식, 과거력 등 모두 다르다. 간호사는 이들을 볼 때 환자의 맥락에 따라 매우 다르게 지각하고 해석한다.

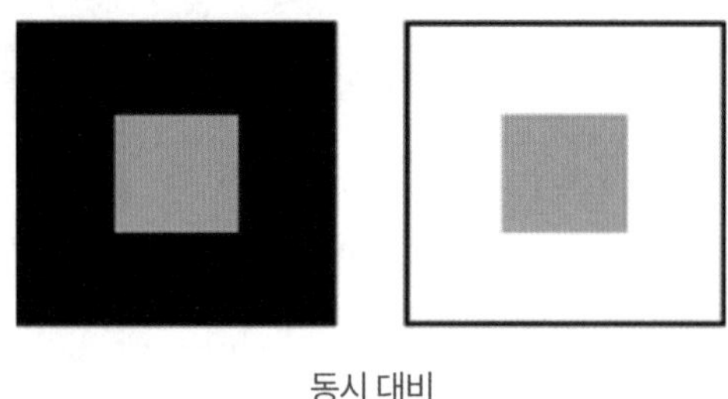

동시 대비

우리가 돌보는 대상자는 생리적, 심리적, 사회문화적, 발달적, 영적 존재라 한다. 이 때문에 우리는 전인 간호를 배운다. 간호사는 단지 환자의 질병뿐 아니라 맥락을 포함하여 다양한 관점으로 보아야 한다. 신규간호사는 이렇게 다양한 맥락을 지닌 많은 환자들을 처음 마주할 것이다. 이 때문에 신규간호사가 임상 현장을 낯설고 어렵게 느끼는지도 모르겠다. 이러한 맥락을 이해할 때 신규간호사도 환자를 더 입체적으로 바라보고 비판적 사고를 통한 임상 추론으로 나아갈 수 있을 것이다.

나는 위의 그림을 통해 내가 보는 인식한 것이 진실이 아닐 수 있다는 것을 깨달았다. 지금 내가 보는 것은 전체가 아니라 내가 선택한 일부일 수 있다. 그래서 때로 우리는 같은 것을 보고 다른 것이라고 우기는 일이 있다. 한 자리에서 회의하고 나온 상사로부터 다른 내용을 전달받기도 한다. 그렇다면 우리는 어떻게 해야 중요한 정보를 제대로 보고 바르게 해석할 수 있을까? 그 해답은 아마도 지식과 경험에서 찾아야 할 것이다. 이에 대해서는 뒤에서 다시 다루겠다.

기억할 것을 나만의 스타일로 바꾸기: 부호화

우리가 선택하여 주의를 기울인 정보는 맥락과 기존 지식에 따라 변형되어 부호화되고 저장된다(이정모 외, 2006). 여기서 부호화는 컴퓨터가 사진, 음악 정보를 각각 .jpg, .mp3 파일로 변환해서 저장하는 것과 유사하다. 사람도 외부에서 들어온 이미지나 소리를 적절한 부호로 바꾸어 저장한다. 부호화는 빛, 소리, 촉각 같은 물리적 에너지가 신경계에 들어와서 전기·화학적 신호로 바뀌는 것이다. 시각과 청각 정보의 부호화가 다르다. 사진을 기억해 낼 때는 이미지가 떠오른다. 연주곡을 기억할 때는 멜로디나 악기 소리가 떠오른다. 이는 기억 속에서 이미지나 소리 형태로 정보를 저장하고 인출한다는 것을 보여 준다.

'혈변'이라는 단어를 들을 때 붉은 혈변의 이미지가 떠오른다고 하자. 이는 혈변을 시각적으로 부호화한 것이다. 이처럼 정보를 이미지나 그림 형태로 변환하는 과정을 시각적 부호화라 한다. 사람은 한 번에 3~4단위의 시각적 정보(위치, 색상, 모양 등)를 작업기억에 유지할 수 있다(Luck

와 Vogel, 1997). 소리 정보를 청각적 패턴이나 음향 정보로 변환하는 것은 청각적 부호화라 한다. 청각 정보의 작업기억 용량은 약 4±1단위라 한다(Cowan, 2001). 우리는 글자를 보더라도 뇌에서는 이를 발음 소리로 처리하는 경향이 있다. '혈압계'라는 글자를 보고 [혀랍계]라는 소리로 인식한다. 이어서 혈압계 모양의 이미지가 떠오르고 '120/80'이라는 혈압 정보로 기억하는 경우다.

시각적 부호화와 청각적 부호화를 함께 활용하면 기억이 오래 남는다. 심폐소생술 교육을 생각해 보자. 심폐소생술 절차 동영상을 보면 영상(그림) 정보가 시각적 부호화 경로를 통해 저장된다. 내레이션 소리 정보는 언어적 청각 부호화 경로를 통해 저장된다. 시각과 언어 저장 경로가 동시에 활성화되면 나중에 한쪽이 떠오르지 않아도 다른 쪽이 단서가 된다. 시각과 언어 두 가지 경로를 활용하면 기억이 향상된다. 시각과 언어를 결합하면 더 많은 연상 단서가 형성되어 장기기억에 저장되기 때문이다(Clark과 Paivio, 1991). 시각과 언어 정보를 처리하는 작업기억에 용량 제한이 있다. 그러나 시각과 언어로 분산 처리하면 부담이 줄어 이해와 저장이 원활해진다(Sweller와 Chandler, 1991).

여기까지 작업기억의 부호화에 대해 살펴보았다. 정보가 적절하게 부호화되지 않으면 저장되지 않고 사라진다. 저장되었다 하더라도 인출하기 어려워진다. 부호화는 기억으로 시작하는 학습 과정의 첫 단계이다(워든과 헌트, 2014).

머리에 너무 많이 담으면 생기는 일: 인지 부하

공부하다 보면 머릿속이 꽉 막힌 것처럼 아무것도 들어오지 않는 순간이 있다. 공부는 해야 하는데 집중은 안 되고 머리에 쑤셔 넣기만 할 뿐 정리도 되지 않고 더 복잡해진다. 앞에서 공부한 것조차 기억이 나지 않는 느낌이다. 이런 현상은 의지 부족이 아니라 '인지 부하(Cognitive Load)'라는 작업기억의 한계 때문일 수 있다. 우리는 새롭고 정리되지 않은 정보를 다룰 때 작업기억을 사용한다. 그러나 작업기억은 용량이 제한되어 있어서 정리해야 할 정보가 많으면 처리가 어려워진다. 이때 작업기억에서 효율적으로 처리하려면 한 번에 처리되는 정보의 단위를 제한해야 한다는 인지 부하 이론이 제안되었다(Sweller, 1988).

우리는 배운 것을 이해하면 장기기억에 있는 스키마에 저장한다. 새로운 정보를 접할 때 전문가는 장기기억의 스키마로부터 지식과 경험을 꺼내어 활용한다. 스키마에서 꺼낸 지식은 단위를 하나로 취급하기 때문에 작업기억 용량에 부담을 주지 않는다. 그러나 초보자는 대부분을 새로 배운다. 이 때문에 학습 내용이 7단위를 초과하여 작업기억 용량이 넘치는 경우가 많다. 따라서 같은 상황에서 학습해도 초보자와 전문가가 느끼는 인지 부하는 매우 다르다.

실제로 임상 현장에서 정보가 단순한 경우는 거의 없다. 조금 전 입원한 노인 환자가 낙상했다고 하자. 아직 환자 상태가 파악되기도 전에 낙상으로 인한 손상이 없는지 확인해야 한다. 가족에게 평소에도 낙상이나 그로 인한 손상은 없었는지 확인해야 한다. 신체 사정으로 손상된 곳은 없는지 확인해야 한다. 환자의 주관적 호소가 낙상으로 인한 것인지 아닌

지도 판단해야 한다. 이를 종합하여 주치의에게 알리고 필요한 점을 요청해야 한다. 얼핏 세어 보아도 7단위 이상의 정보를 종합해야 한다. 신규 간호사라면 작업기억의 용량이 부족할 수 있다.

임상 상황에서 어려움을 겪는 것은 의학교육도 마찬가지인 듯하다. 해부학·생리학 학습으로 인지 부하를 설명하는 방식이 있다. 심장의 해부학을 학습할 때는 인지 부하가 증가하지 않는다. 반면 생리학의 심박출량을 학습할 때는 여러 요소가 서로 작용하여 인지 부하가 높아진다. 심장이 수축하려면 수축 직전 좌심실의 압력이 중요하다. 좌심실이 수축해서 피를 내보낼 때 대동맥이 버티는 저항도 변수이다. 좌심실 근육이 수축하는 힘과 속도도 중요하다. 세 요소가 작용하여 심장이 수축할 때 심실에서 뿜어져 나가는 혈액량이 결정된다. 혈액량이 심박수와 서로 작용하여 심박출량이 결정된다. 이와 같이 상호작용 정도가 높은 학습을 할 때 학습자의 부하가 증가한다고 했다(Young 외, 2014).

동시에 다뤄야 할 정보가 많아지면 머리가 복잡해지고 학습이 어려워진다. 간호사가 두 가지 질환을 학습하려면 한 가지 질환을 학습할 때보다 작업기억이 용량이 더 필요하다. 심박출량의 예에서 보듯이 여러 내용이 상호작용 할수록 인지 부하가 증가한다. 결국 학습자의 인지 부하를 줄이려면 학습 과제를 단순화해야 한다는 계산이 나온다. 아니면 학습하기 전에 미리 사전 학습 내용을 제공하여 기초적인 것을 미리 학습해 오도록 하는 방법이 있다.

학습자의 내부 요인 외에 외부 요인으로도 인지 부하가 증가할 수 있다. 학습에 필요한 정보가 여러 교재에 나뉘어 있거나 그림에 대한 설명이 다른 페이지에 쓰여 있는 경우이다. 인지 부하는 시각적·청각적으로도 일어난다. PPT에 텍스트가 잔뜩 적힌 슬라이드를 보여 주면서 읽을 시간을 주지 않으면 시각적 과부하가 발생한다. 슬라이드와 일치하지 않는 설명을 말로 하면 시각 자극과 청각 자극이 일치하지 않아서 인지적 부하가 발생한다. 너무 많은 정보가 시각 또는 청각 자료로만 제공되어도 인지 부하가 발생한다.

작업과 관련이 없는 방해 요소도 인지 부하 요인이 된다(Young 외, 2014). 투약 준비 중에 응급 호출기가 울리는 경우가 그 예이다. 이렇게 외적 요인으로 인지가 부하 되면 정보를 검색하고 모으는 데 작업기억을 사용하게 된다. 결국 학습할 때 필요한 작업기억 용량을 남겨 두지 못하게 되고 만다.

여기까지 우리가 학습할 때 어려움을 느끼는 이유를 인지 부하 이론을 통해 살펴보았다. 그렇다면 작업기억의 부담을 줄이는 방법은 무엇일까? 이제 그 이야기를 이어 가 보자.

학습과 생각을 도와주는 구조화: 청킹과 스키마

작업기억의 인지 과부하를 줄이려면 정보를 처리 가능한 단위로 조절해야 한다. 그 방법의 하나는 정보를 작게 나누거나 의미 있는 덩어리로 재구조화하는 것이다. 이제부터 그 구체적인 전략을 살펴보자. 정보의 단위가 많으면 덩어리로 묶어서 나눈다. 정보를 의미가 유사한 것끼리 단위로 묶는 방식을 '청킹(Chunking)'이라고 한다. 말 그대로 '의미 덩어리'로 나누는 것이다. 단기기억에서 정보를 의미 있는 작은 덩어리 단위인 '청크'로 묶어 저장한다고 하였다. 청킹은 단위가 많은 정보를 덩어리로 묶어서 단위를 줄여서 기억하기 쉽게 만드는 것이다(Miller, 1956).

청킹은 일상생활에서 많이 활용되고 있다. 전화번호 010-84*3-62*0을 11자리 숫자로 기억하기보다 '010', '84*3', '62*0'으로 나누면 더 쉽게 기억된다. 신용카드를 보자. 여러 개의 숫자가 나열되어 있다. 그런데 가만히 보면 숫자가 붙어 있지 않고 몇 개씩 묶여 있다. 숫자가 붙어있을 때보다 읽기가 수월하다.

나는 화장품 샘플을 받아서 아껴 두다가 그냥 버린 적이 한두 번이 아니다. 이유는 분류가 안 되어서였다. 화장품 샘플을 클렌징, 토너, 세럼, 크림, 선크림으로 분류하고 라벨링을 했더니 필요할 때 찾아 쓸 수 있어 버리는 일이 없어졌다. 음악 스트리밍 앱에서 플레이리스트를 만드는 것도 청킹이다. '등굣길', '출근길', '운동할 때', '산책할 때', '비 오는 날'처럼 상황별로 노래를 묶어 놓는다. 이렇게 하면 상황에 따라 곡을 듣기가 편하다.

처음 본 전화번호 '010-1234-5678'을 외운다고 하자. 익숙한 패턴이므로 쉽게 청킹된다. 같은 숫자끼리 혹은 순서를 바꿔 새로운 규칙을 만들 때도 청킹이 활용된다. 전화번호 '010-84*3-62*0'은 익숙하지 않으므로 청킹하기 어렵다. 이때는 처음 제시한 전화번호를 세 묶음으로 구분했을 때, 뒤의 묶음에서부터 숫자를 하나씩 따로 떼어 조합할 수 있다. 이렇게 새로운 규칙을 만들면 익숙하지 않지만 기억할 수 있게 된다. 이렇게 청킹은 단순히 정보를 의미 있게 묶는 것만이 아니다. 청킹은 복잡한 정보를 묶거나 순서를 재구성하여 기억하기 쉽게 만드는 전략이다.

여기서 잠깐 청킹 실습을 해 보자.

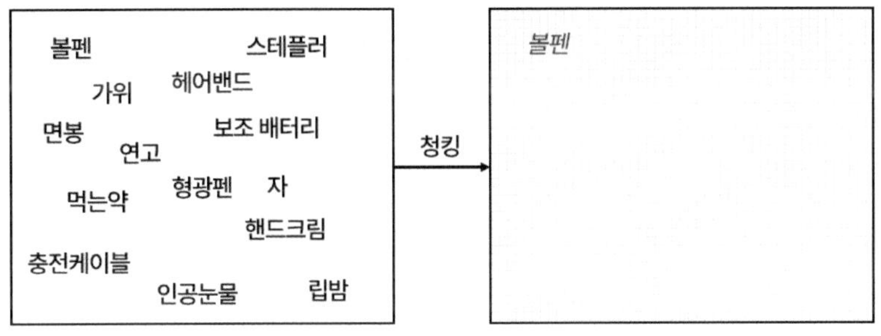

청킹 실습

감각기억의 주의 과정, 작업기억의 기억 용량, 장기기억의 스키마의 차이, 정서 상황에 따라 청킹이 달라진다. 복잡한 것 같지만 인지심리학으로 무장하면 청킹하기 쉬워질 것이다.

내 경험으로는 청킹 전후의 정보를 대하는 동기가 달라진다. 화장품 샘플이 흩어져 쌓여 있으면 사용할 생각을 하지 않게 된다. 필요한 것을 찾는 것이 힘들기 때문이다. 유효일자가 지났을 수도 있다. 그런데 분류하여 유효일자가 지난 것을 버리고 라벨을 부착하면 찾기 쉬워진다. 전화번호를 11자리 외워야 하면 저 깊은 곳에서 '그걸 어떻게 외워' 하는 소리가 들리는 것 같다. 그런데 '010', '84*3', '62*0'으로 나누어 외우면 외우기 쉽다.

이제까지 작업기억의 특성과 학습의 원리에 대해 살펴보았다. 부호화와 청킹처럼 새로운 용어가 나와서 머릿속이 복잡해졌을지도 모르겠다. 아직 완전히 이해되지 않더라도 괜찮다. 여러분이 일부러 기억하려 애쓰지 않아도 저절로 기억될 수 있도록 반복해서 설명할 테니까 말이다. 이제부터는 장기기억으로 들어가 보자.

5. 학습과 사고를 가능하게 하는 저장고
: 무한한 잠재력의 장기기억

친구가 내게 "주말에 뭐 했어?"라고 물으면 속으로 '주말에 뭐 했었지?'라며 떠오르는 장면과 관련된 것을 이야기한다. 이때 내가 떠올린 장면과 생각이 저장되어 있던 곳이 장기기억이다. 장기기억은 용량 제한이 없다. 한 번 저장된 정보도 시간·맥락에 따라 강화되거나 약화될 수 있다. 컴퓨터로 치면 하드디스크이다. 장기기억은 비판적 사고와 임상 추론의 근간이 되는 지식을 저장하는 곳이다. 장기기억에 저장되어 있던 지식은 필요할 때 작업기억으로 인출된다. 저장된 지식이 없으면 비판적 사고와 임상 추론을 할 수 없다. 현재 받아들인 정보가 과거의 기억 지식과 결합하여 진행되는 것이 사고이기 때문이다(이정모, 2009).

기억은 덩어리로 저장된다: 스키마

'감기'라는 단어를 들으면 바로 '콧물', '인후통', '기침', '병원', '마스크', '감기약' 같은 단어가 연결되어 떠오른다. 이때 '감기'와 연결된 단어들의 묶음이 스키마다. 감기에 걸리면 장기기억에 저장되어 있던 '감기' 스키마가 인출되어 작업기억에서 감기 증상인지 체크하고 다음 행동을 취한다.

우리는 관련 개념들을 장기기억에 덩어리로 저장해 놓은 덕에 연상할 수 있다. 작업기억에서 청킹한 정보는 장기기억에 덩어리 그대로 저장되고 꺼낼 때도 덩어리 단위로 인출된다. 반대로 이해하지 않고 기계적으로 암기하면 기억 창고 어디엔가는 흩어져서 인출되기 어렵다. 찾는다 하더라도 서로 연결되지 않아서 단편으로 인출된다.

우리는 수많은 자극과 정보를 그대로 기억하지 않는다. 주의를 기울여 의미를 부여(부호화)하면 정보는 '개념'으로 바뀐다. 같은 사실이라도 '무엇을 뜻하는가?'를 덧붙이면 기억에 남을 재료로 바뀐다. 개념들을 원인과 결과, 부분과 전체, 비슷함과 다름으로 묶고 연결(조직화)하여 '범주화'한다. 범주화를 거치면 머릿속 서랍이 정리되어 찾고 꺼내기 쉬워진다. 여러 범주가 연결되고 반복 경험을 통해 공통된 구조로 추상화되면 '스키마'가 된다. 범주화로 만들어진 서랍들이 이어져서 새로운 상황에도 적용할 수 있는 지식의 틀이 된 것이다.

정보 → 개념 → 범주화 → 스키마의 흐름은 기억을 정리하고 효율적으로 활용하게 하는 핵심 전략이다.

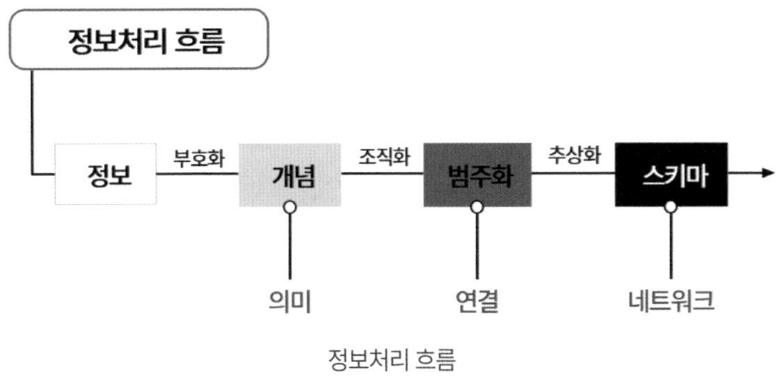

정보처리 흐름

'생각한다'라는 것은 이런 정리된 구조 안에서 정보를 선택하고 꺼내 쓰는 작업이라 할 수 있다. 휴대전화에 흩어져 있는 사진을 앨범으로 정리하려면 분류 기준이 필요하듯, 기억도 분류 기준이 있어야 한다. 독사진, 가족사진, 모임 사진, 혹은 연도, 장소별로 분류할 수 있다. 분류 기준이 없다면 어떤 틀로 묶을 것인지 정해야 한다.

장기기억의 인지 스키마는 관련된 지식이 서로 연결된 네트워크다. 이는 뉴런이 시냅스를 통해 맺는 연결망과 비슷하다. 계정이 얽혀있는 SNS 구조와도 같다. 스키마에 복잡하고 다양한 지식이 있어도 작업기억으로 인출되면 하나의 단위로 처리된다. 스키마로 인출하면 작업기억의 부하가 줄어든다. 스키마는 기억에 저장된 보편적 개념들을 덩이로 묶어 표상하는 자료구조이며, 하나의 주제로 조직화된 지식이라고 정의된다(이정모, 2009). 우리가 새로운 정보를 해석하거나 기억할 때 스키마가 틀로 작용하여 정리나 이해가 수월해진다(이정모 외, 2006).

새로 이해한 지식을 기존 지식에 연결한다: 정교화

정교화 학습은 새로운 정보를 지식이나 경험의 덩어리인 스키마에 연결하여 이해하는 것이다. 기존 스키마와 연결되지 않은 정보는 파편화되어 인출하기 어려워진다. 우리는 어릴 때 외운 구구단을 어른이 되어서도 실생활에 사용한다. 덕분에 지금도 쉽게 떠올릴 수 있다. 반면 원소 주기율표는 외웠지만 써먹을 일이 없어서 기억이 잘 나지 않는다. 의미로 연결되지 않았기 때문이다. 정교화는 지식과 지식을 연결하는 것에 그치지 않는다. 지식과 감정, 지식과 경험, 지식과 맥락까지도 연결한다. 그래서 정교화를 거친 정보는 자신만의 기억이 되어 더 오래 기억되고 쉽게 인출된다.

학습할 때 새로운 지식을 기존 지식과 비교하여 유사점과 차이점을 대조하고 분석해 보자. 기존 지식과 새로운 지식이 구조적으로 연결되어 쉽게 이해되고 기억된다. 백혈병을 종류별로 외우는 것보다 '급성-만성', '골수성-림프구성'으로 분류하여 정리해 보자. 차이점이 훨씬 쉽게 이해된다. 이렇게 학습하면 오래 기억되고 쉽게 꺼내어 쓸 수 있다.

백혈병의 종류: 비교하고 대조하기 실습

급성 골수성 백혈병	급성 림프구성 백혈병
• •	• •
만성 골수성 백혈병	만성 림프구성 백혈병
• •	• •

이러한 지식의 구조화는 우리의 실제 경험과 맞닿을 때 더욱 강력해진다. 시험공부가 잘 안되어 산책을 나갔다가 머리가 맑아졌던 순간을 떠올려 보자. 맑은 공기와 새소리, 햇살까지 함께 기억날 것이다. '운동을 하면 집중력이 올라간다'는 문장을 억지로 외울 필요가 없다. 산책이라는 구체적인 경험과 공부라는 사건이 감각과 감정으로 연결되어, 나만의 생생한 경험 기억으로 저장되기 때문이다.

이와 같이 정교화 학습을 통해 기억 사이에 더 많은 연결을 만들어 내어 기억력을 향상시킬 수 있다. 정보를 의미 있게 연결해 둘수록 나중에 꺼내 쓸 수 있는 단서도 많아진다. 결국 정교화는 기억을 오래 유지할 뿐 아니라 필요할 때 쉽게 떠올릴 수 있는 길을 함께 만들어 주는 셈이다.

지식도 정리해야 꺼내 쓸 수 있다: 조직화

지식은 여러 잡다한 지식 요소들의 모음이 아니라 지식 구조로 이루어져 있다고 한다. 장기기억에서 지식이 조직화되어 있는 형태를 몇 가지로 설명하고 있다(Reif, 2008).

다음 그림은 서로 관련 없는 단편적인 사실들이 체계 없이 뒤죽박죽 모여 있는 상태를 보여 준다(Reif, 2008). 이는 기초 학습이 안 되어 있어 전문적인 학습을 하기 어려운 경우와 같다. 스키마가 없으니 새로운 정보를 접해도 연결하여 저장할 구조가 없는 것이다. 장기기억 안 어딘가에 정보가 흩어져 있어 찾아서 인출하기 어려울 것이다. 신규간호사로 치면 학부 때 공부해 놓은 게 없어 현장 교육과 업무 수행 모두 어려

울 수 있다. 이는 설명을 위해 제시한 극단적 사례로, 실제로는 이 정도
는 아닐 것이다(Reif, 2008).

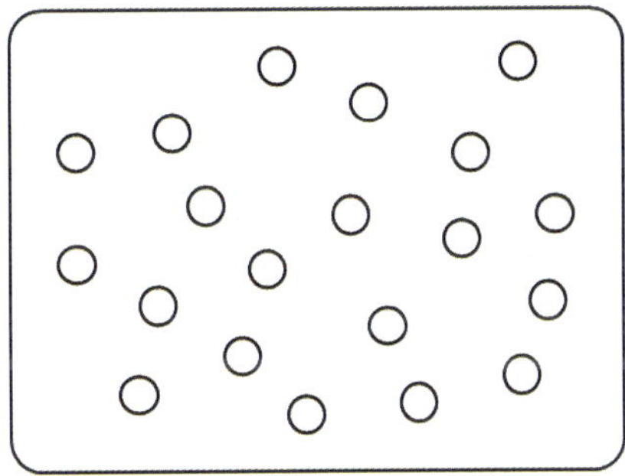

연결되지 못한 채 흩어진 정보들 [1]

아래는 잘 정리된 지식 요소들의 순차적인 목록이다. 질서 정연하여 절
차 단계나 체크리스트 항목에 적합하다. 상호 연관성이 높은 개념을 나타
내는 데에는 적합하지 않다(Reif, 2008).

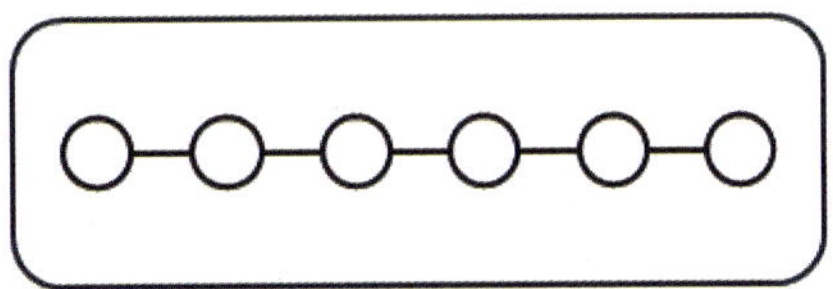

순차적 지식 구조: 절차와 단계 [2]

[1, 2] Frederick Reif, *Applying Cognitive Science to Education: Thinking and Learning in Scientific and Other Complex Domains*, © 2008 Massachusetts Institute of Technology, by permission of The MIT Press.

화재를 발견했을 때 대응 3단계를 '신고-소화-대피'로 외워서 저장할 때 이렇게 조직화 될 것 같다. 유치 도뇨관 삽입 절차를 외웠을 때도 마찬가지다. 하지만 복잡한 상황을 이런 방식으로 저장하면 대응이 어려울 수 있다.

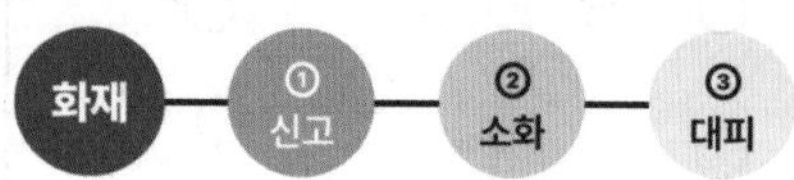

순차적 지식 구조의 사례: 화재 대응 절차

아래는 상호 연결된 지식 요소들의 네트워크이다. 주로 일상적인 지식이 이러한 네트워크 형태로 조직하여 저장되어 있다(Reif, 2008). 네트워크형 지식은 의미를 이해하여 학습했을 때 형성된다. 서로 연결된 개념 사이의 관계, 원인-결과, 유사-대조, 상위-하위 구조를 통해 새로운 정보가 기존 스키마에 연결될 수 있다.

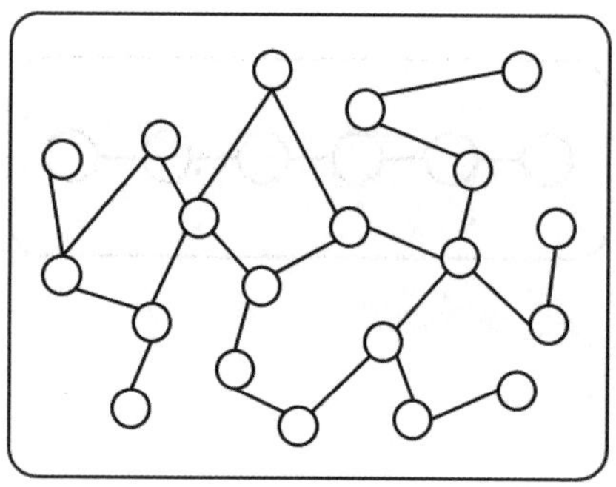

네트워크형 지식 구조: 의미 중심의 스키마 [3]

---

3   Frederick Reif, *Applying Cognitive Science to Education: Thinking and Learning in Scientific and Other Complex Domains*, © 2008 Massachusetts Institute of Technology, by permission of The MIT Press.

예를 들어 중심 개념을 '사과'라고 했을 때 사과의 색과 맛, 사과의 상위 개념인 과일, 사과와 동위 개념인 다른 과일, 사과의 하위개념인 종류 등 이런 식으로 연상된 여러 개념이 연결될 수 있다.

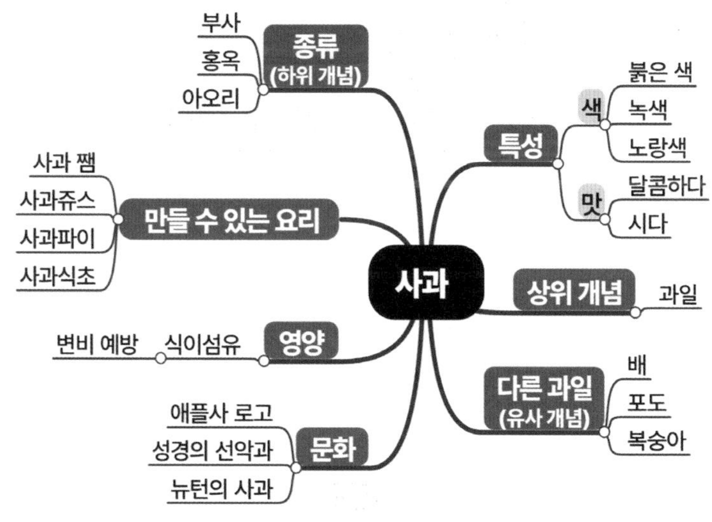

의미 중심의 스키마 사례: 사과에서 연상된 개념

네트워크형 지식 구조에 한계가 있다고 한다. 첫째, 네트워크 안에 정보가 너무 많아지면 정글 속에서처럼 정보를 찾기 어려울 수 있다. 둘째, 연결된 지식이 부분적으로는 맞아도 전체로 보면 안 맞을 수 있어서 인출할 때 주의가 필요하다고 하였다(Reif, 2008).

다음 그림은 가지 뻗듯이 체계적으로 연결된 위계 구조로 전체 지식이 일관성 있게 조직되어 있다. 지식이 효율적으로 인출될 수 있다. 상위의 지식에서 뻗어 나간 가지를 따라 정보를 찾아가는 방식이다. 각 지점의 가지 수가 적어서 선택할 가지를 결정하기 쉽다. 따라서 정보를 찾기 위해 필요한 판단 단계가 적고 원하는 정보를 빠르게 찾을 수 있다(Reif, 2008).

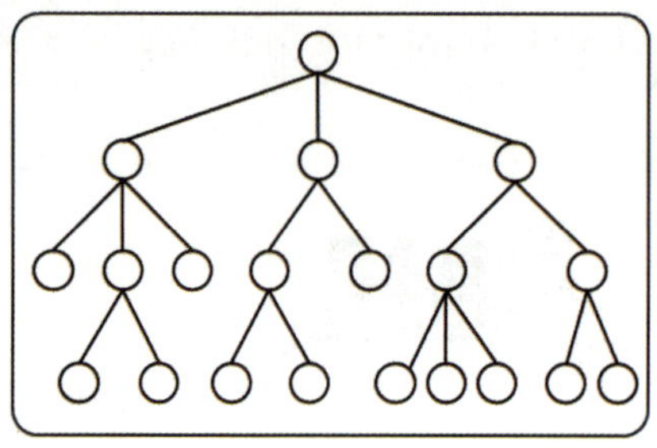

위계형 지식 구조: 효율적인 지식 인출의 열쇠 [4]

컴퓨터의 폴더는 위계적으로 구성되어 있다. 전문가는 지식을 체계적이고 신중하게 조직화한다. 간호사는 사정, 진단, 중재를 위해 신체 계통 → 기관 → 조직의 위계 구조를 이해해야 한다.

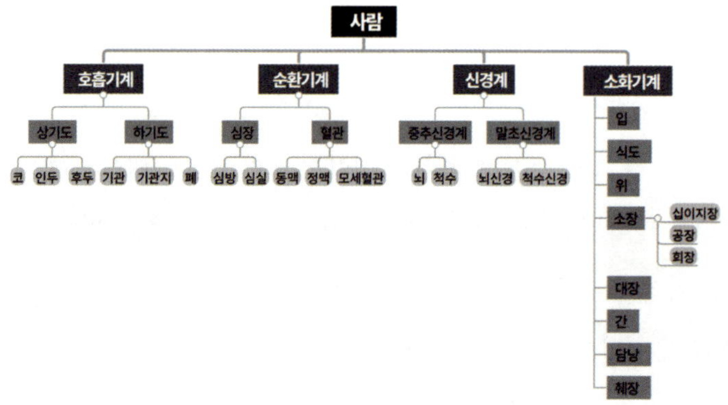

위계형 지식 구조의 사례: 신체 계통별 체계

---

4   Frederick Reif, *Applying Cognitive Science to Education: Thinking and Learning in Scientific and Other Complex Domains*, © 2008 Massachusetts Institute of Technology, by permission of The MIT Press.

간호사가 장기기억의 스키마를 어떻게 활용하는지 살펴보자. 간경변 환자가 토혈한 것을 신규간호사가 목격했다고 하자. 활력징후를 측정하여 90/60mmHg, 맥박이 분당 110회인 것을 알게 된다. 식도정맥류 출혈 가능성을 인지하고 즉시 환자의 머리를 낮추어 옆으로 눕힌 뒤 주치의에게 알린다. 신규간호사가 간경변증에 관해 공부한 것이 머릿속에 하나의 스키마로 저장되어 있었다. 이에 출혈을 발견했을 때 간경변증 스키마가 하나의 단위로 작업기억에 인출되어 추론하였다. 신규간호사에게 간경변과 식도정맥류 출혈에 대한 스키마가 없었다면 어땠을까? 환자 상태를 이해하지 못하여 신속하게 대응하지 못했을 수 있다.

의미로 저장해야 의미로 인출한다: 의미 부호화

장기기억은 필요할 때 작업기억으로 인출되어 추론과 판단에 사용된다. 기억은 과거를 회상할 뿐만 아니라 학습하고 사고하는 데 사용된다. 우리 머릿속 장기기억에는 세 가지 종류의 기억이 있다. 바로 일화기억, 절차기억, 의미기억이다. 의미기억 안에 자리 잡은 심성 어휘집에 대해서도 알아보려 한다.

카페에서 흘러나오는 노래를 듣고 예전에 그 노래를 함께 들었던 친구와 그때의 감정까지 떠오른 적이 있을 것이다. 이는 그 친구와 감정, 장소가 하나의 덩어리로 기억되어 있다가 함께 인출된 것이다. 어린 시절의 기억은 대부분 강한 감정이 담긴 사건들이다. 기쁘거나 슬프거나 화가 났거나 감동적인 감정이 결합하여 기억으로 남은 것이다. 인지심리학자들은 이를 '일화기억'이라고 한다.

나는 최근 들어서야 자전거를 배웠다. 초반에는 중심을 잡는 것만으로도 온 신경이 곤두서곤 했다. 시선 하나만 잘못 두어도 자전거가 기울어지기 일쑤였다. 몸을 곧추세우고 정면만 바라보며 페달을 굴려야 했다. 몇 번이고 넘어진 끝에 어느새 몸이 알아서 균형을 유지하고 있었다. 반복하다 보니 몸이 먼저 반응했다. 이것이 몸이 기억한다고 말할 때의 '절차기억'이다. 한번 저장해 두면 자동화되어 노력 없이 끄집어낼 수 있다. 감정과 결합한 일화기억이나 자동화된 몸의 절차기억은 학습과 사고에서 핵심적으로 쓰이지는 않는다.

학습할 때는 정보를 이해하여 의미로 저장한 '의미기억'을 주로 사용한다. 사과를 보았을 때 '맛있다', '과일', '변비에 좋다' 같이 의미로 저장한 기억을 말한다. 새로운 학습을 할 때 학습자는 의미기억에서 관련 지식을 작업기억으로 인출하여 새로운 정보를 이해한다. 새롭게 이해된 정보는 기존 스키마와 연결되고 구조화되어 장기기억에 저장된다. 이때 새롭게 배운 내용을 기존 지식과 연결하는 것이 바로 '학습'이다.

이해하면서 의미 덩어리로 저장한 스키마에는 의미기억 외에도 감정과 결합한 일화기억이 자리 잡고 있다. 우리는 기억을 통해 과거를 떠올린다. 감동적인 순간도, 익숙한 몸의 움직임도, 머릿속의 개념도 모두 기억에서 비롯된다. 그중에서도 학습과 생각을 가능하게 하는 기억은 개념과 의미가 얽혀 저장된 의미기억이다. 의미기억에 저장해 둔 정보를 다시 꺼내 쓸 수 있는 이유는 무엇일까? 바로 '단서'를 활용하기 때문이다. 우리는 의미를 중심으로 저장하고 단서를 통해 그 의미를 꺼낸다. 이 단서가 어떻게 작동하는지는 나중에 다뤄 보기로 하자.

내 머릿속 간호학 대사전: 심성 어휘집

인지심리학자들은 의미기억 안에 개인이 이해하고 사용할 수 있는 어휘 사전이 있다고 보았다. 이 사전은 상위어, 하위어, 동의어, 반의어, 유사어 등 어휘 간의 다양한 의미 관계로 구성되어 있다고 했다. 이들은 서로 연결된 네트워크 구조로 저장되는데 이를 '심성 어휘집'이라고 한다. 신규간호사라면 대학에서 익힌 간호학 전문 용어들이 어휘 네트워크로 저장되어 있는 셈이다. 간호사가 상황에 맞는 단어를 떠올릴 때 어휘 네트워크를 활용해 정보를 해석하고 추론을 시작한다.

심성 어휘집은 단어의 의미만을 저장하는 구조가 아니다. 개념 간의 인과관계나 대조, 유사성, 포함 관계로 연결되어 있다. 머릿속에 심성 어휘집을 잘 구성해 놓았다고 치자. 새로운 개념을 공부하면 기존 어휘집에 연결하여 빠르게 이해하고 기억할 수 있다. 공부를 잘 하지 않아서 머릿속에 심성 어휘집을 잘 구성해 놓지 않았다고 생각하자. 새로운 개념을 공부해도 연결할 구조가 없을 수 있다. 이해하고 기억하는 데 시간이 소요된다. 신규간호사 현장 교육 기간이라면 더욱 다급할 텐데 말이다.

복잡하고 예측 불가능한 환자 정보를 빠르게 해석하고 판단해야 하는 간호사에게 심성 어휘집은 중요하다. 임상 상황에서 신규간호사는 심성 어휘집을 활용하여 빠르게 학습하고 경험을 늘려 갈 수 있다. '고열'이라는 단어를 들었다고 하자. 바로 '감염', '염증', '체온 측정', '오한', '탈수', '해열제', '수액 공급', '의사 보고' 등이 떠올라야 한다. 간호사가 머릿속에 '고열'과 관련된 심성 어휘집을 잘 구성하고 있을 때 빠른 연상과 해석이 가능하다.

여기까지 기억을 구조로 보는 인지심리학적 접근에 대해 살펴보았다. 정보처리체계를 '학습' 관점에서 원리 중심으로 풀어보았다. 새로운 용어가 많이 나와서 어렵고 복잡하게 느껴졌을 수 있다. 이제부터는 지금까지 익힌 원리를 기반으로 기억의 다른 측면에 대해 살펴볼 차례다.

Part 3

불완전한 기억과 생각

: 다시 돌아보고 조절하기

1. 사라지는 기억 잡기
: 노력하지 않으면 시간은 기억을 지운다

기억은 원래 완벽하지 않다: 스스로 구성하는 것이다

　나는 인지심리학을 기반으로 박사논문을 작성했다. 이후 박사논문 작업을 도와주신 이재호 교수님의 '언어심리학' 강의를 들을 기회가 있었다. 인지심리학 중에서도 언어와 마음, 언어와 인지의 관계를 다룬 과목이었다. 교수님은 '사과'에 대한 비유를 많이 사용하셨다.

　우리가 '사과'라는 단어를 보았을 때, 그 사과가 내 머릿속에 들어올 수는 없다. 사과와 관련된 경험과 에피소드를 떠올려 '이것이 그 사과구나'라고 느끼는 것이라고 하였다. 우리가 '사과'라는 것의 개념과 의미를 머릿속에 갖고 있기 때문에 '사과구나'라고 인식할 수 있다고 하셨다. 우리가 어떤 것을 보고 들어도 내 심성 어휘집에 그와 관련된 단어가 없으면 인식할 수 없다는 이야기다. 이런 경우엔 장기기억으로 저장되기 전 작업기억에서 망각되는 셈이다. 그러니 의미를 이해하지 못하고 단순히 암기한 정보는 저장되지 않고 망각되는 게 자연스러운 거였다.

강의를 듣는 것과 학습하는 것은 다른 이야기다. 누구든 강의를 듣는다고 해서 그 내용을 기억하는 것은 아니다. 우리 간호사들도 그랬다. 간호사들은 어떤 주제의 강의를 들은 적이 있는데 기억하지 못하였다. 교육 내용이 간호사들의 스키마에 통합되지 않았고 자신만의 의미로 재구성되지 않았기 때문이다. 교육을 받고도 써먹지 않았기 때문이다.

어느 날 간호사들이 'X-ray interpretation' 교육을 17명이나 신청했다. 신청자가 많은 건 나 때문이었다. 호흡곤란이나 가래가 있는 환자를 인계할 때 X-ray를 보았는지, 보니 어땠는지 물었다. "환자의 호흡곤란과 가래 증상이 X-ray 영상과 어떻게 연결되는가?" 이런 식이었다. 질문 공세에 곤욕을 겪다가 공부해야겠다고 마음먹은 것이었다. 모두 교육을 듣게 할 수는 없어 교육 이력을 찾아보았다. 절반에 가까운 간호사들에게서 수강 이력이 조회되었다. 배운 내용은 실무에 적용해야 기존 지식과 연결되고 기억에 단단히 남는다. 이후 우리 간호사들은 강의를 들으면 동료에게 전달하고 실무에 적용했다. 실무에서 써먹어야 진짜 공부가 된다는 걸 깨우친 듯했다.

노력하지 않으면 시간은 기억을 지운다: 망각 곡선

학습이 끝나면 바로 망각이 시작된다. 복습하면 기억을 회복시킬 수 있지만 복습하지 않으면 기억은 빠른 속도로 사라진다. 에빙하우스의 망각 곡선 연구를 통해 이를 확인할 수 있다. 에빙하우스는 자신을 피험자로 하여 일정 시간이 흐른 뒤 기억이 얼마나 남아 있는지 기록했다. 망각 곡선 그래프는 후대 연구자들이 그의 데이터를 토대로 그린 것이다. 에빙하우스는 'ZUX', 'QEF'처럼 의미 없는 알파벳 3음절을 외웠다. 이후 재학습에 걸리는 시간이나 학습 횟수를 근거로 기억 보존율과 망각량을 측정했다고 한다.

에빙하우스는 "학습이 끝난 지 1시간이 지났을 때 처음 학습했던 노력의 절반을 들여야 그 내용을 기억할 수 있었다. 8시간이 지났을 때는 처음의 3분의 2에 해당하는 노력을 들여야 했다. 그러나 시간이 흐르면서 망각 속도는 점차 느려졌다. 24시간이 지난 후에는 약 ⅓, 6일 후에는 약 ¼, 한 달이 지나도 원래 학습한 것의 약 ⅕은 여전히 기억되고 있었다."라고 적었다(Ebbinghaus, 1913/1885).

오래전 신규간호사를 대상으로 2주 간의 교육과정을 기획할 때였다. 보통은 교육과정을 운영하면 마지막 날 필기시험을 보고 교육을 마무리했다. 망각 곡선에 관해 공부했던 나는 이를 적용하고 싶었다. 시험을 한 달 후에 보자고 제안했다. 간호사들은 그래서였을까? 복습한 것을 일할 때 적용했다. 한 달 후 간호사들 모두 90점 이상의 점수를 받았다. 에빙하우스의 망각 곡선을 떠올리면 한 달 후로 시험을 미룬 내게 원망을 보내던 간호사들이 떠오른다.

맥락 없이 외운 정보는 뇌에서 빠르게 사라진다. 흥미나 필요 때문에 학습한 것은 오래 기억할 가능성이 높다. 이보다 더 오래 기억하려면 경험을 통해 의미를 재구성하면 된다.

새로운 학습이 기존 기억을 방해한다: 기억 간섭

그러면 이제부터 배운 직후에 암기하면 되는 걸까? 새로운 정보의 의미를 이해하고 이미 알던 것과 연결하면 될까? 꼭 그렇진 않다. 연달아 학습하면 간섭을 받아서 기억에 방해가 된다고 한다.

웹사이트에 비밀번호를 입력해야 하는 경우를 보자. 이전 비밀번호가 떠올라서 새 비밀번호를 혼동한다. 약리학 공부를 했는데 어제 외웠던 생리학 내용을 잊어버린 일도 있다. 이렇게 이전 기억 때문에 새로 익힌 정보가 혼동된다. 반대로 나중에 학습한 정보가 이전에 외운 정보를 방해하기도 한다. 비슷한 정보를 공부하면 서로 기억이 회상되는 것을 방해하기 때문이다. 망각은 대부분 인출에 실패했기 때문이라고 한다.

시험 직전일에 여러 과목을 몰아서 외울 경우, 기억 간섭이 폭발적으로 증가한다. 이는 이전 기억이 지워지거나 혼란을 일으켜 정확하게 인출하기 어려운 상태가 되는 것이다. 그래서 교육학자들은 하루에 많은 양을 한 번에 학습하거나 비슷한 내용을 연속해서 학습하지 말라고 조언한다. 신규간호사들은 임상 현장에서 이와 반대되는 환경에 놓이게 된다. 정해진 짧은 기간 내에 많은 양을 학습해야 한다. 제때 마무리하지 못하면 다음에는 더 많은 양이 누적된다. 질환이나 약물 등 유사한 내용을 연속해서 학습해야 한다. 현장 교육 기간에 '나의 길이 맞을까?'라며 고민하는 신규간호사들이 많은 것은 이상한 일이 아닌 것 같다.

바쁘고 힘든 상황에서 어렵게 공부했는데 모두 잊는다면 얼마나 아까울까. 우리가 망각에 관해서 공부한 이유는 다음 글에 나온다. 망각을 최소화하는 방법에 관해서 알아보자.

2. 기억을 더 강하게 만드는 인출
   : 경험이 답이다

인출의 원리: 단서가 답이다

　기억은 저장할 당시의 배경과 과제, 감정, 신체 상태와 같은 맥락적 단서와 함께 저장된다. 인출할 때도 그 단서들이 다시 활성화되어 기억이 떠오른다(워든과 헌트, 2014).

　학습할 때는 다양한 인출 단서를 의도적으로 만들어두는 것이 중요하다. 단서가 될 만한 것을 공부할 때 기억 속에 함께 끼워 넣는다. 함께 저장될 배경과 나의 마음이 연결되어 인출할 때 기억이 잘되도록 말이다. 시험 볼 때 책 오른쪽 위 메모가 문득 떠오른 경험이 있을 것이다. 이때 학습 내용의 위치, 볼펜 색상, 심지어 메모할 때의 걱정스러웠던 감정까지 함께 되살아난다. 공부할 당시의 상황이 함께 저장되었다가 인출된 것이다. 학습 내용은 기억이 안 나는데 볼펜 색상이나 메모의 위치만 기억나는 일도 있다. 처음에는 생각이 안 나다가 볼펜 색을 기억하는 순간 메모 내용이 떠오른 적도 있을 것이다.

언어심리학 수업에서 교수님은 "기억은 사과를 사진으로 찍은 것처럼 저장되는 것이 아니다."라고 말씀하셨다. 각자의 머릿속에 있던 사과의 의미와 경험 또는 감정으로 자신만의 의미를 구성하여 저장된다는 것이다. 사과를 보았을 때 이전에 구성하여 저장했던 사과의 의미를 떠올려 새로 본 사과와 재구성한다고 했다. 기억은 단서에 따라 재구성된다. 따라서 사람마다 기억 내용이 다를 수 있다. 당연한 일이다.

이는 작업기억과 장기기억 그리고 정교화 학습 전략과도 연결된다. 유사한 개념과 비교하고 차이점을 구별하고 관련 있는 내용을 묶어 청킹하는 것은 모두 인출을 쉽게 하기 위함이다. 결국 인출을 잘하려면 학습을 잘해야 한다는 것으로 귀결된다.

인출 연습의 효과: 반복 학습을 넘어선 경험

스키마에 저장된 기억에는 일화기억과 의미기억이 있다고 했다. 다시 요약해 보면 일화기억은 자신이 경험한 사건이나 상황에 당시의 감정까지 연결되어 저장된 기억이다. 의미기억은 학습한 정보를 의미 중심으로 이해하여 저장한 기억이다. 이제부터 기억의 인출에 대해 살펴보자. 의미기억을 인출하려면 단서가 있어야 하고 의식적으로 노력해야 한다.

의미기억을 인출하는 한 가지 방법은 '시험'이다. 시험 보는 장면을 떠올려 보자. 시험을 준비하면서 공부한 내용을 저장한다. 시험을 보면서 공부한 것을 작업기억으로 다시 인출했다가 재구성하여 저장한다. 자주 시험을 보는 것만으로도 토익 성적이 점차 오르는 친구를 본 적이 있을 것이다. 시험 자체가 반복 인출의 기회이기 때문이다. 인지심리학자들은 입력보다 출력이 기억을 강화한다고 하였다. 자주 인출된 기억일수록 쉽게 인출할 수 있다고 한다.

의미기억을 쉽게 인출하는 방법이 있다. 의미기억을 일화기억으로 바꾸어 저장하면 된다. 일화기억은 자신에 대한 기억이기 때문에 노력하지 않아도 쉽게 떠올려진다. 의미기억을 일화기억으로 바꾸려면 의미기억에 경험을 연결해서 맥락적 단서를 추가하면 된다. 의미기억으로 저장된 지식을 실제와 유사한 상황에서 연습하자. 시각뿐만 아니라 청각, 후각, 촉각, 손동작, 말하기처럼 다양한 감각과 활동을 연결하면 더욱 좋다(김성진, 2007). 의미기억에 연습하면서 느낀 감정과 환경까지 연결되어 일화기억으로 저장된다. 대입 수능 모의고사 날에 수능일처럼 도시락을 싸간 경험이 있을 것이다. 단지 시험문제 풀이뿐 아니라 수능일의 일과와 마음가짐까지 대비하기 위해서 그리했을 것이다.

간호 학생이라면 시뮬레이션 랩에서 경험한 간호 술기 경험은 쉽게 기억날 것이다. 임상 실습도 마찬가지다. 관찰하기보다는 경험을 늘리는 방향으로 적극 참여해 보자. 환자에게 설명한 경험을 늘려 보자. 입원 사유가 무엇인지, 금식을 어떻게 설명할지. 환자가 이해하기 쉬운 말로 설명해 보자. 이 경험으로 배운 지식을 인출할 수 있다. 환자 앞에 가기 전에 머릿속으로 연습할 수도 있다. 핵심 내용을 자신만의 언어로 바꿔서 설명할 수 있다.

쉽게 인출하는 팁: 부호화와 정교화

기억은 저장 당시의 배경, 과제, 몸과 마음의 상태가 함께 부호화되고 정교화되어 저장된다고 하였다. 저장 당시의 내용, 배경, 과제, 경험했던 몸과 마음의 상태가 일치하거나 유사한 상황에서 인출이 된다(워든과 헌트, 2014). 기억 인출이 잘 되기 위한 조건이 있다. 인출할 정보가 다른 정보와 잘 구별되고 명료할수록 인출이 잘된다. 인출 단서가 다른 정보와 간섭받지 않고 독립적일수록 인출이 잘 된다. 인출할 내용이 조직화된 덩어리로 저장되어 있을수록 인출하기 쉽다고 한다(이정모와 이재호, 1996).

인출이 잘 되기 위한 조건을 응용하면 학습 전략을 유추할 수 있다. 인출을 잘 하기 위한 학습 전략은 첫째, 경험 요소를 추가하여 맥락적 단서를 풍부하게 저장한다(**일화기억 연결**). 둘째, 공부한 내용을 다른 지식과 비교 분석하여 잘 구별해야 한다(**부호화**). 셋째, 기존 지식과 구체적인 것까지 상세하게 연결하여 명료하게 이해해야 한다(**정교화**). 넷째, 복잡한 내용은 의미가 같은 것끼리 덩어리로 묶어서(**청킹**) 하나로 정리하고 저장한다는 결론에 이른다.

인지심리학자들은 기억이 네트워크나 위계 구조로 저장되어 있다가 인출될 때도 연결하여 인출된다고 한다. 바로 공명과 같은 원리로 말이다. 인출은 다음과 같은 단계로 설명된다. 먼저 유사한 정보들이 장기기억에 분산 저장되어 있다. 자극이 제시되면 가장 잘 일치하는 기억이 활성화된다. 마지막으로 가장 잘 일치하는 기억에 네트워크나 위계 구조로 연결되어 있던 기억이 공명하고 반향을 일으키는 방식이다(이정모, 2009). 기억이 날 듯 말 듯해서 답답했던 경험이 있을 것이다. 그러다 어느 순간 단서 하나가 떠오르자 모든 기억이 연달아 떠올랐던 적이 있는가? 기억을 잘 연결해서 저장해 놓은 덕분이다.

내가 강의를 마무리할 때 늘 하는 것이 있다. 교육생으로 하여금 강의 내용 중 기억나는 것을 말해 보도록 하는 것이다. 포스트잇에 적어서 한 명씩 나와서 보드에 붙이고 설명하도록 한다. 이는 강의 내용에 관한 기억을 풍성하게 만들어 주려는 것이다. 기억나는 것을 포스트잇에 적기 위해서는 인출을 해야 한다. 강단 앞으로 나와서는 포스트잇을 붙이고 여러 사람들 앞에서 발표한다. 이때 떨리는 마음이 들 수도 있고 말하기 위해서는 또 인출을 해야 한다. 나 이외의 다른 사람들은 어떤 내용을 중요하게 여겼는지 들을 수 있다. 내가 생각지 못한 것을 다른 이들의 발표 내용을 들으며 복습할 수도 있다. 이렇게 인출하고 저장하며 감정까지 함께 엮이면 그 기억은 하나의 덩어리가 되어 쉽게 잊히지 않을 테니까.

이제 우리는 기억의 여정을 따라 입력에서 저장을 거쳐 인출 단계에 이르렀다. 이 소중한 기억을 더 오래 더 강하게 붙잡아두려면 어떻게 해야 할까? 다음에서 그 비결에 관해 이야기해 보자.

3. 기억을 완성하는 비결
  : 지식이 뇌에 남는 조건

수면과 기억 응고화: 해마의 밤샘 작업

기억이 굳어지는 것을 인지심리학자들은 '기억 응고화(consolidation)'라고 한다. 여기에서 기억은 의미기억이나 일화기억을 말한다. 절차기억은 몸이 기억하여 자동화되었기 때문이다. 우리가 공부한 정보나 일상적인 기억은 바로 장기기억에 저장되는 것은 아니다. 해마에 임시 저장되었다가 차츰 장기기억으로 옮겨진다고 한다.

해마에서는 임시 저장된 정보를 반복해서 재생하거나 예행연습하고, 의미를 부여하고, 빈 곳을 채운다. 그렇다고 해서 모든 정보가 장기기억으로 옮겨지는 것은 아니다. 반복해서 들어오는 정보나 감정적으로 중요한 정보, 맥락과 연결된 정보만 장기기억으로 옮겨진다고 한다(로에디거 외, 2014). 해마에서는 우리가 반복해서 학습한 내용도 중요하게 인식하고 대뇌피질로 옮겨 저장한다.

기억을 저장하는 두 개의 시스템, 즉 해마와 대뇌피질이 있다고 한다. 깨어 있는 동안에는 해마가 정보를 일시적으로 저장하며, 이때 해마는 대뇌 피질과 함께 기억 저장의 임시 보관소 역할을 한다. 이후 반복적인 재활성 화 과정을 거쳐 기억은 대뇌피질로 점차 이전된다. 깨어 있을 때는 해마와 대뇌피질이 모두 정보 부호화에 사용된다. 그러나 간섭 효과 때문에 부호 화와 재활성화 과정은 동시에 일어날 수 없다. 따라서 재활성화 과정은 기 억의 부호화가 발생하지 않는 수면 중에 이루어진다. 중요한 것은 잠을 자 야 기억이 대뇌피질로 이전된다는 것이다(Diekelmann과 Born, 2010).

혹시 나와 같은 경험이 있는지 모르겠다. 잠에서 깰 무렵에 자주 경험 했던 일이다. 어제 몰두하다 해결하지 못한 일의 해결책이 떠오른다. 어 제는 생각지도 못한 참신한 아이디어일 때가 많다. 침대에서 눈을 뜨자마 자 바로 휴대전화에 메모하고 일어난다. 잊을까 봐서다. 바로 메모하지 않으면 다시 떠올려 봐도 생각나지 않는 일이 많아서다. 출근해서 메모대 로 하면 문제가 잘 해결되었다. 솔직히 이런 식으로 해결한 적이 많다. 신 기한 경험이다. 내가 자는 동안 뇌는 계속 일하고 있었던 거다.

아침에 떠올랐던 아이디어는 전날 고심했던 것을 해마에서 밤새 재활 성화하고 정리한 결과였던 듯하다. 인지심리학에서는 이것을 '수면 중 기 억의 재활성화와 재구성'이라고 말한다. 수면 중 재활성화된 기억은 시간 이 지나면서 새로운 경험과 통합되거나 일부 변형될 수 있다. 하지만 기 본 내용은 유지하면서 오래 기억된다. 이는 곧 기억의 응고화 과정이다. 드디어 필요할 때 꺼내 쓸 수 있게 되는 것이다.

연구에 따르면 수면 시간을 3~6.5시간으로 줄인 경우 기억 형성이 저해 된다고 한다. 또 잠을 조금 줄인 경우와 하루 종일 잠을 못 잔 경우 모두 기억 형성에 지장이 있다고 한다(Crowley 외, 2024). 잠을 조금 줄이기만

했는데도 잠을 아예 자지 않은 것과 똑같이 기억이 형성되지 않는다고 하니 놀랍지 않은가? 낮잠을 자면 기억 응고화에 도움이 된다고 한다. 단 6분의 낮잠으로도 단어 기억력이 향상된다고 한다. 60~90분간 낮잠을 자면 밤에 수면한 것만큼 학습력을 높인다고 한다(Lahl 외, 2008; Mednick 외, 2003). 학습하고 나서 2~4시간 후에 수면에 들면 기억이 훨씬 잘 유지된다고 한다. 이는 해마가 낮 동안 배운 정보를 기존 기억과 연결하고 정리하는 시간이 필요하다는 것을 의미한다(Tucker 외, 2011). 이 연구 결과들은 점심 먹고 잠깐 의자에서 눈을 붙인 것만으로도 집중이 잘 되었던 경험과도 연결된다.

잘 자야 하는 이유가 명확해졌다. 밤새워 공부하고 시험을 망친 것은 당연한 일이었다. 어렵게 애써 공부한 내용이 잘 저장되도록 하려면 잘 자야 한다. 잠깐의 낮잠도 활용해 보자. 자는 것도 공부의 일부이다.

감정이 기억을 강하게 만든다

앞에서 해마는 감정적으로 중요한 정보를 과거의 경험이나 장기기억과 연결하여 저장한다고 했다. 우리에게 남아 있는 일상적인 기억은 대부분 강한 감정과 연결된 기억이다. 3년 차 때 내과 병동으로 이동하여 출혈 환자를 보고 놀랐던 기억은 지금도 또렷하다. 이렇듯 감정이 기억을 강하게 만든다.

감정을 끌어내는 정보가 편도체에 도달하면 편도체가 활성화된다. 활성화된 편도체는 대뇌피질로 정보를 보내 감정적 경험을 만들어 낸다. 감정 기억의 부호화 과정에 관한 기능적 자기공명영상(fMRI) 연구 결과도 있다. 편도체와 해마가 보완적으로 작용하여 기억이 저장된다는 것이다 (Richardson 외, 2004). 이처럼 편도체는 감정이 포함된 정보를 강하게 기억시키는 역할을 한다.

공부할 때 즐겁게 해야 기억에 더 잘 남게 된다. 공부 내용이 중요하기만 하고 재미가 없으면 편도체가 반응하지 않는다. 시험에 꼭 나올 내용이니까 중요하다는 것만으로는 감정이 유발되지 않는다. 중요하면서도 즐거워야 편도체가 반응하여 기억을 강화한다. 같은 시간 동안 공부해서 최대의 효과를 보려면 마음을 즐겁게 먹어야 하는 거다. 마음은 내가 선택하는 거니까.

스트레스가 기억에 미치는 영향

스트레스를 받으면 편도체가 활성화되고 반대로 해마의 기능은 위축된다. 감정적인 기억은 오래 남고 반대로 학습한 지식의 의미기억은 손상될 수 있다(Vogel과 Schwabe, 2016). 설치류 대상 연구에서 이 주장이 입증되었다. 만성 스트레스로 해마가 위축되고 신경세포 생성이 억제되며 세포 사멸이 증가한 것이다(Lucassen 외, 2010). 이는 기억을 형성하고 저장하는 해마가 스트레스에 취약하다는 것을 보여 준다. 급성 스트레스가 작업기억과 인지 유연성에 부정적 영향을 미친다는 결과도 보고되었다 (Shields 외, 2016).

스트레스를 받으면 작업기억이 역할을 수행하지 못한다. 작업기억의 얼마 안 되는 용량을 스트레스가 차지한다고 설명하기도 한다. 여기에 해마도 기능이 떨어져서 인지 기능이 저하된다.

4. 인간은 왜 잘못 판단하는가
: 오류는 자연스러운 과정이다

사람은 기억에 저장된 지식과 경험에 의존하여 판단한다. 하지만 때로는 그 판단이 틀리기도 한다. 이번에는 사람이 틀린 판단을 하는 이유를 살펴보려고 한다. 이어서 판단 오류를 줄이는 방법도 살펴보려고 한다.

빠른 직관 vs 느린 분석: 시스템 1과 시스템 2

사람은 시스템 1과 시스템 2로 판단하여 문제를 해결한다고 한다. 시스템 1 사고는 빠르고 자동적인 사고 즉, 직관이다. 이는 선천적으로 타고나는 것으로 노력과 수고가 필요 없다. 예를 들면 '2+2=4'와 같은 즉각 계산이 이에 해당한다. 도로 경로를 무의식적으로 따라 움직이는 운전도 시스템 1의 결과다. 익숙한 상황이나 긴급한 순간에 즉각적으로 반응할 수 있기 때문이다. 이러한 시스템 1처럼 복잡한 상황에서 빠르게 판단하는 방식을 '휴리스틱(Heuristic)'이라 한다. 일종의 직관적 사고 습관이다. 시간이 부족하거나 정보가 많아서 머리가 복잡할 때 휴리스틱을 사용하며, 간단한 기준이나 습관에 의해 신속하고 자신 있게 판단에 도달한다(카너먼, 2012).

시스템 2 사고는 느리고 분석적인 사고이다. 시스템 2를 사용하려면 주의를 집중해야 한다. 따라서 자원을 많이 소모하게 된다. '17×24=?'와 같이 의도적으로 머릿속 계산을 수행해야 하는 복잡한 계산에 해당한다. 비좁은 공간에 주차하기 같은 행동이 이에 해당한다. 논리적 판단과 공간 인지를 동원하여 정확한 동작을 수행해야 하기 때문이다. 복잡한 문제나 예외 상황에서 문제해결을 위해 분석적으로 접근할 때 시스템 2가 주도적으로 작동한다.

시스템 2는 시스템 1의 판단을 점검하는 역할도 한다. 필요하다면 시스템 1의 판단을 수정하거나 무시할 수도 있다. 시스템 1과 시스템 2의 사례를 들어 보자. 주차할 곳을 찾고 있다가 얼핏 보았을 때 주차할 수 있을 것 같은 공간을 발견했다. 그런데 막상 주차하려고 보니 생각보다 옆 차가 가까이 붙어 있었다. 여러 번 앞뒤로 전진과 후진을 왕복한 끝에 겨우 주차했다. 처음에 느낀 '이 정도면 주차할 수 있겠다'라는 판단은 시스템 1의 빠른 직관이었다. 이어진 공간 판단, 신중한 거리 계산, 핸들의 각도 조절은 시스템 2의 분석적 사고가 동원된 결과였다.

헐레벌떡 판단하는 뇌의 습관

사람들은 정보를 처리 능력이 제한되어 있어 지름길을 택한다(Fiske와 Taylor, 1984). 인지심리학자들은 이런 현상을 '인지적 구두쇠'라고 하였다. 이는 뇌가 생각을 줄이려는 습관을 의미한다. 사람은 복잡한 문제를 접했을 때 단순화하는 방식을 택한다. 이는 반드시 올바른 과정이나 정확한 답을 산출하지는 않지만 효율적이다. 느리고 정확한 해법보다는 빠르고 적절한 해법을 찾는다. 되도록 적은 비용을 들여서 해법을 찾고 싶어 하는 것이다.

다행히 시스템 2가 있어서 시스템 1과 상호 보완 작용을 한다. 그렇다고 언제나 시스템 2가 시스템 1을 보완하는 것은 아니다. 시스템 1에서 비롯된 인지적 결함을 자각해야만 시스템 2가 일을 한다. 내가 푼 시험문제가 정답이라고 장담할 수 없을 때 문제를 다시 풀어 본다. 내가 푼 문제가 모두 정답이라고 확신하면 문제를 풀어 보지 않는다. 오류를 자각할 수 없을 때 시스템 2가 작동하지 않으면 편향이나 오판으로 이어지기도 한다.

임상 현장에서 볼 수 있는 판단 오류

인간은 '비합리적 선택'을 반복한다고 한다. 사람들이 직관에 의존하면서 판단의 오류를 반복하여 범한다는 것이다. 실제로 들여다보면 우리는 빠르게 판단하는 '휴리스틱'을 많이 사용한다(카너먼, 2012). 이제부터 어떠한 편향이 우리에게 영향을 미치는지 살펴보자. 임상 상황에서 일어날 수 있는 사례를 구성하여 편향의 유형을 알아보려고 한다.

간호사가 고열이 난 환자에게 항생제를 투여하기 위해 처방을 확인하는 상황이다. 'Cefotaxime'을 보고 "Ceftriaxone이네."라고 인식하고 비품 약 칸에서 Ceftriaxone을 꺼내 투여한다. 이는 'Ceftriaxone'을 썼던 기억이 있는 간호사가 약명을 'Cef-'까지만 읽고 'Ceftriaxone'으로 판단한 결과이다. 이는 '대표성 편향'이다. 사람이 어떤 대상을 기존에 알고 있는 전형적인 사례와 비교하여 판단하는 인지적 오류이다.

이번에는 내가 경험한 사례이다. 소화기내과 병동에 근무할 때 우상복부 통증을 호소하는 환자를 보면 간호사들은 담석증을 먼저 의심했다. 그러다가 혈액종양내과 병동에서는 똑같은 통증을 호소하는 경우 암 전이를 의심하곤 했다. 이는 '가용성 휴리스틱'이다. 머리에 쉽게 떠오르는 정보일수록 더 자주 더 가능성 있게 발생한다고 판단하는 경향이다. 담석증은 소화기내과 병동의 대표적 진단이라 쉽게 떠오른 것이다. 혈액종양내과 병동에서는 간 전이가 일상적이고 암이 있을지도 모른다는 생각이 쉽게 떠오른다. 각자의 경험에 따라 판단한 것이다.

경험이 많은 간호사가 환자를 파악하는 절차를 생략하여 위험 신호를 간과하는 일도 있다. 자신이 실제로 아는 것에 비해 더 많이 안다고 믿는 것도 편향이다. 이는 모두 '과신 편향'이다. 단서가 있음에도 불구하고 불완전한 정보나 직관 또는 직감에 따라 행동하는 경우이다. 환자의 과거 사례를 신뢰하여 활력징후의 변화를 무시하여 이상 징후를 놓치는 '확증 편향'도 있다. 간호사가 환자의 수액 라인 점검 중 다른 호출로 방해받아 제때 수액을 교체하지 못하는 '주의 분산 편향'도 있다. 선임의 인계 내용을 비판 없이 수용하여 환자의 변화를 인지하지 못하는 '권위 편향'도 있을 수 있다.

우리는 이 책의 앞부분에서 똑같이 보고 다르게 해석하는 인간의 특성을 살펴보았다. 현상의 한 측면만 보고 자신이 보지 못한 것은 인정하지 않기 때문이라고 이해했다. 감각기억에서 작업기억을 거쳐서 장기기억에 저장되기까지 과정에서 그 원리를 이해했다. 주의 집중에 한계가 있기 때문이라는 것도 안다. 자신의 기억에 저장된 지식과 경험을 인출하여 부호화했기 때문인 것도 안다. 이제까지 이해한 것에 비추어보면 편향이나 휴리스틱은 이상할 것도 없다.

편향을 조절하기 위한 메타인지적 접근

앞에서 간호사들이 범하기 쉬운 편향에 대해 살펴보았다. 그렇다면 편향을 줄이려면 어떻게 해야 할까? 다행히 시스템 1의 오류를 차단하기 위한 방식이 제시되었다. 바로 내가 '인지 지뢰밭'에 들어섰다는 신호를 알아차리는 것이다. 그때 잠시 속도를 늦추고, 잠들어 있던 시스템 2에게 도움을 요청해야 한다. 그렇다. 우리가 휴리스틱이나 편향으로 문제에 빠지려고 할 때 시스템 2를 활용할 수 있어야겠다. 하지만 시스템 1은 자동으로 작동하는 직관이기에 오류를 스스로 감지하기 어렵다(카너먼, 2012).

따라서 시스템 2를 훈련하고 필요한 순간에 개입시키는 것이 유일한 해결책이다. 이를 위해서는 시스템 2가 개입해야 할 시점을 스스로 인식할 수 있어야 한다. 무의식적이고 통제 불가능한 '정신적 오염'이 우리의 판단을 흐릴 수 있기 때문이다. 내 판단이 오염되지 않도록 꼭 알아차려야 할 요소들이 있다. 판단 과정에서 편향이 개입되었는지 '인지하고', 편향을 교정할 '동기'가 있으며, 편향의 방향과 크기를 '알고', 편향을 조정할 수 있는 '전략'을 갖추어야 한다는 것이다(Wilson과 Brekke, 1994).

교육자들은 시스템 2를 효과적으로 활용하기 위해 비판적 사고 능력을 길러야 한다고 말한다. 비판적 사고자는 성찰하는 습관이 있다. '성찰은 더 깊은 이해와 자기 평가를 위해 주제, 특히 자신의 가정과 사고에 대해 숙고하는 것'이다(Scheffer와 Rubenfeld, 2000). 성찰을 통해 자신의 판단 과정에서 편향을 알아차리고 교정하고 조정하는 것이 최선이다. 인지심리학자들은 같은 맥락에서 '메타인지' 능력을 키워야 한다고 말한다.

간호사는 장기기억에 저장된 스키마를 임상 상황에 적용하여 환자의 상황을 해석하는 능력이 필요하다. 하지만 실제 임상 현장은 스키마에 저장된 지식보다 복잡하고 다양하며 변수가 많다. 잘 알고 있는 지식도 적용하기 어려운 경우가 발생하곤 한다. 따라서 스키마에 저장된 지식을 인출하는 것만으로 간호를 잘 수행하기는 어렵다. 비판적 사고와 임상 추론이 필요한 이유다.

사람마다 같은 것을 보고도 다르게 해석하고 판단한다. 눈에 보이지 않는 생각과 판단은 주관적일 수밖에 없다. 우리가 세상을 본다는 것은 있는 그대로의 현실이 아니라 각자 이해한 세상을 보는 것이다. 그래서 다른 사람이 나와 다르게 판단하고 느낄 수 있다는 것을 알아차리는 것이 중요하다. 이런 '알아차림'을 비판적 사고자들은 '성찰'이라 하고 인지심리학자들은 '메타인지'라 한다. 앞에서 비판적 사고의 특성으로 성찰에 대해 다루었다. 이제부터는 메타인지가 무엇이며 왜 중요한지 살펴볼 차례다.

5. 생각을 돌아보는 힘
  : 메타인지

시스템 2 사고를 가동하려면 현재 상황을 객관적으로 파악해야 한다. 자신의 인지 상태를 자각하고 조절할 수 있어야 한다. 메타인지가 필요한 것이다. 여기에서는 메타인지란 무엇인지 살펴보려고 한다.

자신을 관조하는 자신: 메타인지

인지심리학의 정보처리 이론은 학습과 기억, 사고 과정을 설명한다. 이 이론을 통해 우리는 생각하는 '나' 외에 내가 무엇을 생각하고 있는지를 인식하는 또 다른 '나'가 존재함을 이해할 수 있다. 이 두 번째 '나'는 자신의 사고 활동에 대한 '지식'을 갖고 있다. 그 지식을 바탕으로 사고 과정을 점검하고 조절하며 통제할 수 있다. 바로 '자신을 관조하는 자신'. 이것이 바로 '메타인지(metacognition)'이다. 국립국어원의 우리말샘에서는 메타인지를 "자신의 인지 과정에 대하여 한 차원 높은 시각에서 관찰·발견·통제하는 정신 작용"이라고 정의한다(국립국어원).

회의 진행 중에 결론이 나지 않을 때가 있다. 이상적인 방향과 현실적인 조건이 부딪힐 때다. 갑론을박이 오고 갈 때면 나는 메타인지를 떠올리곤 했다. 병원 옆에 작은 산이 있다. 산에 오르면 병원이 한눈에 내려다보인다. 나는 회의 중에 팀원들에게 잠시 산에 올라가서 우리를 내려다보자고 말하곤 했다. 처음엔 "네?" 하며 의아해했지만 나중엔 이내 의미를 알아챈다. 지금 이 회의실에서 열을 올리는 모습에서 잠시 떨어져 산 위에서 우리를 바라보자는 의미였다. 그렇게 제안하고 나면 이내 분위기가 차분해진다. 그렇게 나는 일상에서 메타인지를 활용했다.

메타인지를 구성하는 하위 요소 중 하나는 '메타기억'이다. 메타기억은 기억이 저장, 유지, 인출 과정을 전제로 한다. 이는 기억 과정 전체를 점검하고 조절하고 통제하는 기능을 말한다. 학습한 정보를 얼마나 잘 기억하는지, 언제 떠올릴 수 있을지, 왜 잊었는지를 생각하는 행위가 모두 메타기억이다. 메타기억이 잘 작동하는 사람일수록 인지 관리와 전략 기능이 좋다고 할 수 있다(이정모, 2009).

메타인지는 흔히 '생각에 관한 생각'이라고 한다. **메타인지는 두 가지 구성 요소로 설명될 수 있다. 첫째는 '인지에 대한 지식(knowledge of cognition)'**이다. 어떤 학습 전략이 있는지, 그 전략을 언제 어떻게 써야 효과적인지, 학습을 방해하는 요인이 무엇인지에 대한 이해가 포함된다. 둘째는 **'인지의 조절(regulation of cognition)'**이다. 학습 목표를 달성하기 위해 전략을 적용하고, 학습 과정을 점검하며, 필요할 때 전략을 바꾸는 능력을 말한다. 정리하자면 **메타인지는 자신의 사고와 학습 과정을 인식하고 그 과정을 계획하고 점검하고 조절할 수 있는 능력**이다(McCormick, 2003).

메타인지를 제대로 활용하려면 먼저 내가 무엇을 모르는지부터 인정해야 한다. 인지심리학자들은 아는 것과 모르는 것을 구별하려면 설명해 보라고 답한다. 내가 안다고 생각한 것을 말로 설명해 보면 내가 모르는 부분이 드러난다. 여기서 메타인지가 시작된다.

혈액종양내과병동에 신규 입사한 간호사들은 항암제 투여 역량을 갖추었는지 평가를 받는다. 항암치료별로 다양한 투여 순서와 시간과 속도에 맞추어 투여해야 하기 때문이다. 약의 작용 원리와 가능한 부작용을 설명해야 하기 때문이다. 그런데 기존의 항암제 투여 역량 평가 문제는 사지선다형이었다. 나는 평가 문제를 바꾸자고 했다. 실제로 항암제 투여 순서와 설명할 내용을 적는 식으로 말이다. 그래야 실전에서 동일하게 써먹을 수 있을 테니까. 평가지를 서술형으로 바꾸고 나니 간호사의 이해 수준을 명확하게 알 수 있다. 어디까지 알고 있는지 모르는 것은 어느 지점인지 스스로 인식하게 할 수 있었다.

모른다는 것을 인정하는 용기: 메타인지의 시작

박사논문을 준비할 때 나는 인지심리학자 이정모 교수님의 자료를 따라 공부했다. 교수님은 블로그를 통해 심리학 자료를 볼 수 있게 공개하셨다. 역부족을 느낀 나는 도움을 요청했고 교수님은 제자인 이재호 교수님을 소개해 주셨다. 그분의 조언 덕분에 어렵사리 논문을 완성할 수 있었다. 논문을 전하려고 교수님께 연락드렸더니 마침 내가 근무하는 병원에 입원 중이셨다. 병실에서 논문을 드리자 교수님은 흐뭇해하시며 물으셨다. "그래 논문을 다 쓰고 나니 어떤가?" 나는 망설임 없이 대답했다.

"제가 모르는 게 너무 많다는 걸 알게 됐습니다." 그러자 교수님께서 미소 지으며 말씀하셨다. "모르는 게 많다는 걸 알게 되었다고 말하는 걸 보니 공부를 많이 했네요."

그 말은 오랫동안 내 마음속에 남았다. 그날의 감정을 지금도 생생히 기억하는 걸 보면 아마 내게도 그 순간이 예사롭지는 않았던 듯하다. 이처럼 자신이 무엇을 모르는지를 인식하는 순간이야말로 진짜 학습의 시작이다. 메타인지는 바로 그런 자각에서 출발한다. 실제로 나는 그때부터 다시 인지심리학을 체계적으로 공부하기 시작했다.

그렇다면 메타인지가 없으면 어떻게 될까? 메타인지는 자신의 사고와 학습 과정을 인식하고 그 과정을 계획하고 점검하고 조절하는 능력이라고 했다. 메타인지가 없으면 첫째로 자신의 사고와 학습 과정을 제대로 인식하지 못하여 착각에 빠지기 쉽다. 내가 학습하고 노력해야 할 부분이 무엇인지 모르게 되는 것이다. 둘째로 메타인지가 없으면 학습 과정을 계획하고 점검하고 조절하기 어렵다. 학습하고 노력해야 할 부분의 과제가 많거나 복잡할 경우 계획을 시도하기가 어려워질 수 있다.

시험공부할 때의 느낌과 다르게 시험을 보고 나서 좌절한 경험은 내게도 많다. 생각해 보면 메타인지가 부족했던 것 같다. 읽고 이해한 것으로 내가 안다고 여겼던 것 같다. 시험 범위가 넓으면 하루에 공부할 분량으로 쪼개어서 계획을 세우면 되는데 막연히 미뤘던 것 같다.

모른다는 걸 인정하는 데도 용기가 필요하다. 지금 돌아보면 별일도 아니지만 그 자각 없이는 진짜 배움은 시작되지 않는다. "나 그거 알아." 누군가가 어떤 것에 대해 나에게 가르치려 할 때 마음속에서 이런 말이 올라온다. 그런데 이런 경우는 대부분 솔직히 이런 것이다. "나도 그거 들어

봤어." 이렇게 우리는 어떤 것이 익숙하다고 느끼면 안다고 자부해 버리거나 아는 것으로 착각하기도 한다.

요즘에는 현재의 정보가 순식간에 과거의 것이 되고 만다. 누구든지 평생 학습하지 않으면 쉽게 뒤처지는 시대에 살고 있다. 무엇을 모르는지 아는 것이 더 중요해졌다. 자신에게 맞는 방식으로 계획하고 전략을 세우는 능력도 중요해졌다. 인공지능 시대에 정보는 넘치고 선택지는 무한하다. 이런 때 자신이 무엇을 원하는지 모르면 선택 자체가 고통이 된다. 무지를 인식하지 못하면 타인의 판단에 쉽게 의존하게 된다. 메타인지는 자기 자신을 통제하고 판단하는 힘이다. 앎의 출발은 '나는 그것을 몰랐다'라는 자각에서 시작된다.

성찰에서 실천까지: 메타인지 기르는 법

메타인지는 비판적 사고 습관의 '성찰'과도 통한다. 비판적 사고 기술의 '자기 조절'도 같은 맥락이다. '자기 조절'의 하위 개념인 '자기 점검'과 '자기 교정'의 과정을 메타인지적 자기 조절로 보았다. 그러면서 '자신의 편향이나 선입견을 직면하는 정직함', '필요할 때 자신의 견해를 기꺼이 수정하려는 태도'가 필요하다고 하였다(Facione, 1990).

메타인지는 훈련으로 기를 수 있다. 설명해 보면 알 수 있다. 우리가 어떤 개념을 제대로 이해했는지 알고 싶다면 다른 사람에게 설명해 보면 된다. 설명하다가 중간에 막히면 제대로 이해하지 못했다는 뜻이다. 다른 방법은 스스로에게 '성찰적 질문'을 던지는 것이다. "왜 기억하지 못할까?", "어떻게 하면 잘 이해할까?", "왜 이렇게 판단했을까?" 같은 질문이다. 스스로에게 물으면 생각을 점검하고 조정할 수 있다.

성찰은 단순한 후회나 감상이 아니다. 생각을 돌아보고 더 나은 방향으로 조정하는 능동적인 사고다. 성찰적 사고를 반복하면 메타인지를 기를 수 있다. 실패의 원인을 살펴보고 같은 실수를 반복하지 않도록 전략을 점검한다. 이것이 메타인지를 기르는 방법이다.

임상 현장에서 처음 업무를 시작하면서 자신을 점검하고 조절하는 일은 매우 중요하다. 자신을 돌아보고 조절하는 메타인지는 신규간호사가 적응하고 성장하는 바탕이 된다. 임상 현장에서 어떻게 메타인지를 기르면서 성장할 수 있는지 이 책의 뒤편에서 소개하겠다.

6. 언어와 사고의 연결
: 스키마 사이의 조율

생각을 드러내는 도구: 언어

사람은 언어를 통해 생각을 드러낸다. 각자 머릿속에 있는 스키마에 따라 생각을 떠올려서 말과 글로 드러낸다. 그래서 언어는 생각을 담는 그릇이자 동시에 생각을 구성하는 틀이 되기도 한다. 어떤 단어나 문장을 사용하는지에 따라 내 생각의 방향이나 구조가 달라진다.

우리는 언어를 이해할 때 단어가 가리키는 개념이나 대상을 머릿속에 떠올린다. 문장 안에서 여러 단어가 결합하여 복잡한 의미가 만들어진다. 언어를 이해한다는 것은 상황에 맞는 지식을 동원하여 추론하는 과정이다. 이해가 빠른 사람은 관련 지식이 풍부하여 추론을 잘하며 지식과 잘 연결한다. 지식이 부족하거나 인출하지 못하는 사람은 새로운 정보를 이해하기 어려워한다. 결국 자신이 무엇을 모르는지도 모르게 될 수 있다. 언어 이해에도 '빈익빈 부익부' 원리가 작동한다(이정모, 2009).

말이나 글에는 말하는 이의 경험과 지식과 감정이 담겨있다. 듣는 이 역시 자신의 스키마를 바탕으로 해석한다. 단어의 사전적 의미만으로 해석하는 것이 아니다. 각자의 배경지식과 정서에 따라 언어를 다르게 해석하여 다르게 받아들인다. 사람마다 배경지식과 경험이 다르기 때문이다. 말하는 사람과 듣는 사람이 비슷한 경험을 갖고 있다면 유사하게 해석할 수 있다. 각자 다른 배경을 갖고 있다면 같은 표현도 다르게 받아들여져 소통에 어려움이 생길 수 있다.

스키마 사이의 조율: 언어로 이해를 맞춰 가기

언어는 말하는 사람만큼이나 듣는 사람의 이해 방식에 의존한다. 정보를 전달하는 것과 이해하게 만드는 것은 다르다. 우리는 흔히 설명만 잘하면 상대방도 이해했을 거라고 착각한다. 하지만 그렇지 않은 경우도 많다. 선배 간호사가 신규간호사에게 질환에 관해 설명해 주는 장면을 떠올려 보자. 선배 간호사는 머릿속에 잘 조직된 스키마가 있어서 쉽게 필요한 정보만 전달할 수 있다. 신규간호사는 배경지식도 부족하고 들려오는 정보를 연결해 줄 스키마도 없다. 결국 선배는 열심히 설명해 주었지만 신규간호사에게는 기억나는 것이 없다. 정보는 많았지만 머릿속에는 정리되지 않은 것이다. 안타깝게도 자주 보게 되는 장면이다.

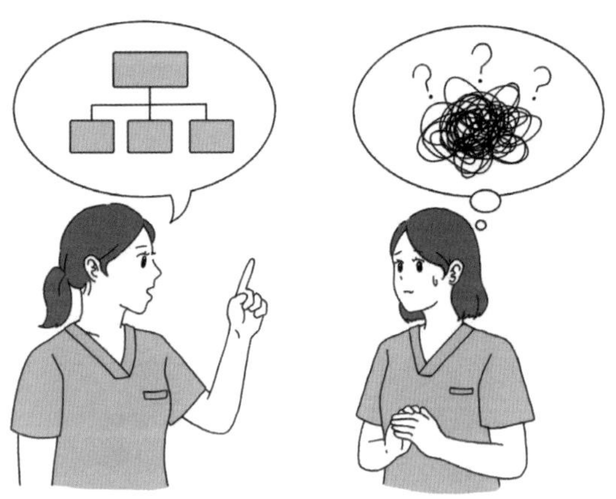

스키마 차이에서 오는 소통의 실패 1: 선배가 신규간호사에게
너무 촘촘해서 생략된 언어들

과거 간호교육팀에 근무할 때의 일이다. 현장 교육이 끝나면 프리셉터
와 프리셉티 대상으로 각각 간담회가 열렸다. 간담회에 참석하면 반드시
나오는 이야기가 있었다. 프리셉터는 분명히 가르쳤는데 신규간호사는
들은 적 없다는 말이었다. 이 이야기는 간담회 때마다 매번 반복되었다.
이 때문에 눈물을 흘리는 신규간호사도 매번 보았고 속상해하는 프리셉
터도 많았다. 인지심리학을 공부하고 나서 이것이 서로 다른 스키마 구조
때문이라는 것을 알 수 있었다. 정보를 전달했다고 해서 곧바로 이해가
일어나는 건 아니라고 말이다.

반대의 경우도 있다. 예를 들어 신규간호사가 선배 간호사에게 환자에
대해 인계하는 경우이다. 신규간호사의 머릿속에 관련 지식이 정리되어
있지 않다. 뭘 말해야 할지 잘 몰라서 생각나는 대로 떠올리며 중언부언

한다. 인계를 듣는 선배 간호사의 얼굴은 점점 굳어져 가고 신규간호사는 진땀이 난다.

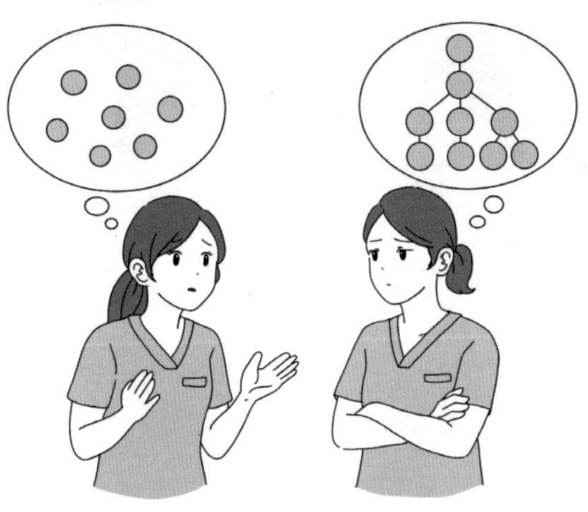

스키마 차이에서 오는 소통의 실패 2: 신규간호사가 선배에게
낱개로 흩어진 정보, 연결되지 못한 언어들

　정보를 주는 이와 받는 이의 지식 구조가 다르면 소통에 실패한다. 정보를 주는 사람이나 받는 사람의 머릿속에 정보가 잘 정리되어 있지 않으면 소통에 실패한다. 정보를 주는 이와 받는 이의 스키마에 공통분모가 있어야 한다. 따라서 다른 사람에게 정보를 전달하려면 고려해야 할 것이 있다. 상대방의 지식 구조를 파악하고 거기에 맞춰서 정보를 제공해야 한다. 그게 어렵다면 상대방의 머릿속 지식을 구조화하도록 도와야 한다.

간호사다운 언어 준비: 머릿속 간호학대사전 채우기

언어 표현을 바꾸면 사고도 달라질 수 있다. 언어 표현은 생각을 구성하는 틀이 되기 때문이다. 우리가 어떤 단어를 선택하고 어떤 방식으로 표현하느냐에 따라 사고의 방향과 구조가 달라질 수 있다. 같은 상황을 두고도 표현에 따라 문제를 바라보는 관점이 달라진다. 말이나 글을 다듬는 과정은 사고를 명확하게 정리하고 조절하는 힘을 길러 준다. 생각을 잘 표현하기 위해 말과 글을 다듬는 훈련은 더 나은 사고를 위한 준비이기도 하다.

간호사의 언어는 머릿속 간호학대사전인 심성 어휘집에서 나온다. 간호사의 심성 어휘집에는 간호학 용어가 분류되어 저장되어 있어야 한다. 우리가 간호학에서 흔히 사용하는 분류체계는 해부학, 생리학, 약리학, 질환명과 같은 용어가 있겠다. 그리고 간호진단, 간호 목표, 간호 중재와 같은 분류체계도 해당할 수 있다. 이렇게 간호대학 4년간 배우고 경험하는 용어가 간호사가 사용하는 언어의 기초 단어가 된다. 임상에 나오면 병원 내부의 각종 프로세스와 지침도 추가될 터이다.

간호 학생은 임상 실습에서 환자 상태나 상황에 따라 간호학 용어가 어떻게 사용되는지 경험한다. 경험이 쌓이면 각자 머릿속 지식과 연결하면 된다. 그것이 바로 학습이다. 그렇게 반복하다 보면 머릿속 지식 구조는 정교해지고 언어로 표현하는 능력도 향상된다. 신규간호사가 병원에 입사하여 선배 간호사들처럼 유창하게 말하길 바라는 것은 무리다. 하지만 학부 시절 준비 정도에 따라 첫 출발의 자신감은 달라질 수 있다.

임상 상황에서 사고를 말로 명료하게 표현하는 대표적인 활동은 인수인계와 의사에게 환자 상태를 알리는 노티파이(Notify)이다. 사고를 글로 표현하는 대표적인 활동은 간호기록과 사건 보고서 작성이다. 많은 신규간호사가 가장 어려워하는 부분이 이렇게 생각을 말과 글로 표현하는 것이다.

사고는 언어를 통해 표현되고 언어는 사고를 자극한다. 따라서 언어 표현력을 키우는 것으로 사고력을 기를 수 있다. 그러니 간호사가 되기 위해 준비하는 일은 머릿속 간호학대사전에 있는 어휘를 풍부하게 만드는 일이다. 사용할 수 있는 간호학 전문용어를 늘리고 유사한 것끼리 청킹해서 범주화하자. 그러면 머릿속에 체계가 생기고 말과 글이 자연스럽게 정리된다.

간호사다운 언어로 소통하기

간호사가 사용하는 언어로 지식의 깊이와 이해 정도를 가늠할 수 있다. 간호사가 구체적인 언어를 사용해야 환자를 안전하게 정확하게 돌볼 수 있다. 간호사는 여러 직종과 협력하여 일한다. 따라서 명확한 소통은 중요하다. 인계 시간이 길어지면 다음 근무 시작이 늦어진다. 그렇다고 대충 넘어갈 수도 없다. 그래서 인계할 때는 꼭 필요한 말만 빠짐없이 인계하는 원칙이 중요하다.

전문가의 언어는 짧고 명확하다. 바쁜 임상 현장에서는 단 몇 마디로 빠르고 구체적으로 전달해야 한다. 예를 들어 환자의 증상을 나타내는 용어 중에 'Hesitancy'라는 게 있다. 요즘엔 용어가 한글화되어 의학 용어집에서 '배뇨지연'이라 번역된다. 이 용어는 '요의를 느껴서 화장실에 갔으나 소변이 바로 나오지 않고, 힘줘야 겨우 소변이 나오기 시작하는 증상'

이라 말할 수 있다. 내 머릿속에 간호학대사전이 잘 마련되어 있다면 어떻게 될까? 단 몇 음절로 이 긴 문장을 전달할 수 있다. 하지만 이 어휘가 없다면 장황하게 설명할 수밖에 없다.

나는 언어심리학 수업 시간에 'Grice의 화용 이론'을 알게 되었다. 말이 제대로 전달되려면 말하는 사람과 듣는 사람 간에 양, 질, 관계, 방법의 원리가 작용해야 한다는 내용이다. **'양'**의 원리에 의하면 필요한 만큼만 구체적인 용어를 사용해서 말한다. 상대와 공유하는 것이 많으면 표현을 짧게 해도 소통이 된다. 과도한 정보는 혼란을 준다는 내용이다. **'질'**의 원리에 의하면 근거가 부족한 말은 하지 않는다. 이 원리가 무너지면 신뢰도 무너진다는 내용이다. **'관련성'**의 원리에 의하면 맥락과 관련되게 말하고 대화의 목적에서 벗어나지 않아야 한다. **'방법'**의 원리에 의하면 모호할수록 장황해지므로 짧고 명료하게 표현하라고 한다(캐롤, 2009).

이 원리는 일상 대화뿐 아니라 간호 인수인계에도 적용될 수 있다. 필요한 만큼의 정보를 구체적인 용어를 사용해서 말하고(**양**), 근거가 부족한 말은 하지 않고(**질**), 환자 상태와 간호 활동 및 계획을 중심으로 말하며(**관련성**), 간결하고 명료하게 말하는 것(**방법**)으로 표현할 수 있다.

간호 전문가의 소통 체크리스트 (Grice의 원리)

· [**양**] 필요한 만큼만 구체적인 용어를 사용했는가?

· [**질**] 검사 결과나 수치 등 객관적인 근거가 있는가?

· [**관계**] 환자 상태와 간호 활동 등 관련성 있는 중심 내용인가?

· [**방법**] 중언부언하지 않고 짧고 명료하게 전달했는가?

임상에서는 환자를 둘러싸고 여러 전문직이 소통하고 협력하며 일한다. 간호사는 24시간 환자 곁에 머문다. 환자의 상태 변화를 신속하게 말과 글을 이용하여 소통한다. 간호사가 사용하는 언어가 전문성을 담고 있어야 하는 것은 당연하다. 병원은 소통 오류가 생기면 안 되는 곳이다. 환자의 안전이 달려있기 때문이다. 간호사 간의 원만하고 효율적이고 명료한 의사소통은 언어의 사용과 밀접하게 관련된다. 생각이나 사고의 즉각적인 소통은 긍정 감정과 동기 유발에 직접적인 영향을 미친다. 생각과 감정 그리고 동기가 함께 어우러져 사람의 마음을 이루기 때문이다.

우리는 이제까지 사람의 기억이 불완전하다는 것과 기억을 유지하는 방법을 알아보았다. 사람의 판단이 틀릴 수 있음도 살펴보았다. 메타인지 능력을 높이면 자신을 돌아보고 조절하여 오류로부터 자신을 지킬 수 있다. 생각과 추론을 드러내는 언어를 더욱 전문적으로 표현하는 것이 간호사가 성장하는 지름길이라는 점이다. 여기까지 읽으신 여러분들은 간호사가 된다는 일에 어떤 준비가 필요한지 눈치챘을 것 같다.

여기까지 정보처리체계에 나오는 기억의 구조와 기능에 대해 살펴보았다. 이제부터 실제 임상 현장으로 들어가 보자. 지금까지 이해한 학습과 사고의 원리를 응용하는 일이 남았다. 간호사로 성장하기 위해 구체적으로 어떻게 준비해야 할지 살펴볼 차례다.

Part 4

간호사답게
학습하기

: 뇌에 남기는 공부법

1. 학습을 계속하게 만드는 힘
: 동기의 네 가지 열쇠

앞에서 학습하는 원리를 익혔으니 이제는 차근차근 적용해 보자. 앞쪽에서 읽은 내용이 생각나지 않아도 괜찮다. 이 책을 놓지만 않는다면 잊지 않게 될 거니까 말이다. 이제부터는 실제로 병원에서 일어나는 상황을 중심으로 시작해 보자.

성인은 스스로 학습의 필요를 느끼고 방향을 설정하려는 경향이 있다. 직장에서의 역할과 관련된 학습을 할 때는 학습 동기 수준이 더 높아진다. 성인은 학습할 때도 외적 보상보다는 성장, 성취감, 자율성과 같은 내적 동기에 더 영향을 받는다. 여러분도 마찬가지일 것이다. 학습 동기에서 중요한 것은 전공이나 직업을 스스로 택했는가일 것이다. 간호학과 학생들의 전공 선택 동기에 대해 조사한 연구에서 내적 동기보다 외적 동기가 크다고 보고했다. 취업 전망이나 사회적 인식 또는 직업 안정성 때문에 간호학과를 택하는 학생이 많다는 것이다. 적성이나 흥미에 따라 간호학과를 선택하는 학생들의 비율이 낮다고 한다(허은주와 김은정, 2021).

나도 외적 동기로 간호학과를 택한 셈이다. 그러나 그 선택으로 40년 후 이 글을 쓰고 있다. 부모님의 권유, 취업 전망, 사회적 안정성 때문에 간호학과를 택했다 한들 상관없다. 지금부터는 내가 주도하면 되니까. 이 책을 여기까지 읽은 분들이라면 이미 내재적 동기가 충만하다고 여겨도 될 듯하다. 중요하다고 여기는 것보다 즐겁다고 여겨야 편도체가 반응하여 기억을 강화시킨다. 각자의 시작은 모두 다르지만 이제부터는 이 길을 스스로 선택한 것이라 여기고 시작해 보면 좋을 듯하다.

이 책의 주요 독자는 간호 학생이거나 신규간호사일 것이다. 이들이 앞으로 얼마 동안 학습해야 할지 생각해 보았다. 어쩌다 간호사가 된 나도 정년까지 공부했다. 여러분도 평생 공부할 수 있다. 누군가 나를 끌어 주기를 기다리기 전에 스스로 공부해 보자. 우리는 앞에서 정보처리 이론을 공부하며 그 원리에 대해 알고 적용할 수 있게 되었다. 마찬가지로 평생 공부 의욕을 유지하기 위하여 학습 동기 이론을 소개하려 한다.

학습 동기 끌어올리기: ARCS 모형 이해하기

ARCS(Attention, Relevance, Confidence, Satisfaction) 모형은 학습 동기에 영향을 주는 요인을 이해하고 문제를 해결하기 위해 개발되었다. 주의집중, 관련성, 자신감, 만족감의 네 가지 요소가 서로 작용하여 학습 동기를 끌어올린다고 보았다. 이 모형은 학습 동기를 유지하는데도 유용하다고 한다(Keller, 1987). 학습 동기를 내내 유지해야 하는 간호사에게 딱 맞는 이론인 것 같다.

주의를 붙잡기: 감각기억에서 학습 시작하기

학습을 시작하려면 **주의를 집중**해야 한다. 감각기억에서 정보를 선택하고 주의를 집중해야 작업기억으로 전달되니 말이다. 감각기억에서 선택되기 위한 자극의 조건이 있다. 그 조건을 살펴보고 우리 자신에게 적용하면 될 터이다. 이제부터 하나씩 살펴보자.

감각기억에서 선택되려면 그 자극이 의미 있어야 한다. 여러분이 간호사라면 스스로에게 물어보자. "나는 무엇 하는 사람인가?" 이 질문은 내가 어떤 마음으로 일하고 있는지 돌아보게 한다. 일의 의미를 인식할 때 우리는 관련 학습 내용이나 현상에 더욱더 주의를 기울이게 된다. 수많은 시각 청각 자극 중에서 각자의 삶에 의미 있는 내용을 선택하는 것이다.

또 감각기억에서 선택되려면 해당 정보가 흥미롭거나 감각적으로 두드러져야 한다. 흥미는 각자의 취향에 따라 다르다. 같은 공부를 하더라도 문구나 공간을 내 취향으로 꾸미면 된다. 감성 다이어리나 라벨 테이프, 파스텔 색조 형광펜, 감성적인 노트 템플릿을 사용해 보자. 감각 자극이 마음에 들면 공부도 덜 지루해진다. 공부 방법이나 자료를 선택할 수 있다면 시각적으로 흥미 있는 자료를 선택하자. 시각 자료만 선택하면 작업기억에서 부하가 걸린다고 했다. 그러니 시각뿐 아니라 청각 자료도 적절히 활용해 보자.

자료가 많거나 정리되어 있지 않으면 시작도 전에 시각 자극만으로 인지 부하가 온다. 이럴 땐 정보를 덩어리로 묶어 정리하는 '청킹' 전략을 활용해 보자. 처음부터 청킹이 잘 되어 있는 자료를 보면 작업기억의 부담이 줄어든다. 눈으로 볼 때부터 부담이 없는 상태로 만들어 주는 거다. 그러면 부담 없이 다가갈 마음이 생겨난다.

뇌는 계속 주의집중할 수 없다. 낮에 잠시 눈을 붙이면 집중이 잘 된다는 연구 결과도 소개했었다. 일정 시간 공부하고 휴식을 취하는 것도 좋은 방법이다. 이렇게 하면 작업기억이 쉴 수 있어서 집중을 잘할 수 있다.

감각기억은 학습의 출발점이다. 감각기억에서 쉽게 선택할 수 있도록 나의 마음과 학습 환경을 관리해 보자. 하려는 학습이 나에게 어떤 의미가 있는지 생각해 보자. 의미와 연결되는 학습에만 주의를 기울이게 된다. 그런 다음 학습 환경을 취향껏 정돈하자. 자료가 많으면 범주를 나누어 분류부터 하자. 여기까지 했다면 이제 준비를 마친 셈이다. 집중하고 잠시 휴식을 취하는 것도 잊지 말자.

나와 관련 있는 학습 선택하기

'관련성'은 "왜 이걸 공부하는가?"에 대한 답이다. 간호 학생이라면 학점을 관리하고 면허 시험을 준비하기 위해 공부할 것이다. 실습하는 환자의 특성에 맞게 공부하는 것도 '관련성' 요소에 해당한다. 간호사라면 담당 환자 중 잘 모르는 부분이 있을 때 찾아서 공부하는 것도 관련성을 높이는 방법이다. 이렇게 하려면 내가 무엇을 모르는지 알아야 한다. 메타인지를 가동해야 한다.

나는 자주 "병원이 나에게 무얼 기대할까?"라는 질문을 해 보았다. 그러면 내가 해야 할 일이 명확해졌다. 그러면 그중에서 내가 잘하는 것과 못하는 것을 생각하곤 했다. 나의 부족한 부분을 발견하면 채우기 위해 공

부한다. 이런 식으로 하다 보면 "내가 공부를 왜 하지?"라는 물음에 답이
되면서 학습 동기가 유지된다.

자신감 쌓기: 작은 성공 경험하기

자신감이 높아지면 적극적이고 능동적으로 공부하게 된다. 자신감을
쌓으려면 처음부터 큰 목표를 잡지 않는다. 달성할 수 있는 만큼의 목표
를 정한다. 그래야 "노력하면 할 수 있다."라는 기대감이 이어져서 몰입할
수 있게 된다. 실패할까 봐 두려운 마음이 들면 선뜻 시작하기가 어렵다.
작은 성공부터 경험하도록 스스로 목표를 조절하자. 쉬운 것부터 어려운
것 순으로 공부하자. 신규간호사라면 경증 질환부터 중증 질환 순으로 학
습해 보는 식이다.

환자 앞에 가서 어려운 술기(skill)를 적용하기 전에 미리 연습하자. 예
를 들어, 환자 앞에서 흉부 배액병(chest bottle)을 교체해야 하는 상황이
라고 가정하자. 장기기억에 있는 흉부 배액병 교체 방법을 순서대로 떠올
려 보자. 기억이 나지 않으면 관련 자료를 찾아보자. 환자 앞에 가면 불안
하고 긴장해서 생각이 나지 않을 수 있다. 미리 떠올리거나 자료를 보면
chest bottle 교체 방법이 작업기억으로 인출된다. 그때 마음속으로 순서
를 바로잡고 시뮬레이션해 보자. 그리고 나서 환자 앞에 가서 미리 떠올
린 대로 하면 된다. 성공적으로 마무리하면 자신감이 생긴다. 그러면 더
어려운 술기에 도전하고 싶은 마음이 절로 생긴다.

자신감을 높이는 술기 학습 3단계

1. **인출:** 장기기억에서 절차를 떠올린다.

2. **보완:** 모르는 부분은 자료를 찾아 작업기억에 채운다.

3. **시뮬레이션:** 환자 앞에서 할 행동을 머릿속으로 미리 그려본다.

실수하면 어떻게 하냐고? 누구나 실수를 한다. 우리는 오히려 실수를 통해서 배운다. 실수하면 나의 감정과 연결되어 기억에 강하게 남아서 절대 잊지 않는다. 똑같은 실수를 반복하지 않으면 된다. 실패는 성공으로 가는 과정이다.

만족감 느끼기: 공부한 보람 찾기

'**만족감**'이란 자신의 성취에 대해 기분 좋게 느끼는 것이다. '만족감'을 느끼려면 학습의 전 과정에서 자율성이 필수이다. 학교에서 배운 지식과 술기를 실습에서 적용해 보고 긍정적 피드백을 받았다고 하자. 만족도가 올라서 학습을 지속할 동기가 유지된다.

나의 주니어 간호사 시절 내과 병동에서 처음 본 협심증 환자가 협심증의 증상엔 어떤 것이 있냐고 물었다. 그때는 아는 것이 없어서 대답도 못하고 병실에서 나왔다. 그리고 그날 퇴근하여 집에서 공부하고 다음 날 환자에게 다시 가서 설명했다. 실패의 기억을 그대로 두면 안 된다. 이른 시일 안에 성공의 기억으로 바꾸어야 한다. 그리고 스스로 칭찬해 주자. 그거면 충분하다. 다른 사람의 인정과 보상은 필요치 않다.

스스로 주의를 집중하고 관련성 있는 주제를 선택하여 공부한 사람들은 어떤 것으로 보상받을까? 이들에게는 외적 보상이 중요하지 않다. 학습한 내용을 적용하고 성취하는 과정에서 자신감과 만족감을 느끼게 된다. 자신감과 만족감은 내적 보상으로 작용하여 학습 동기가 저절로 유지된다.

누구나 어떤 일을 시작할 땐 다양한 출발 동기가 있다. 그 동기를 나의 것으로 만드는 순간부터는 학습의 열쇠도 내가 쥘 수 있게 된다. 간호사만큼 업의 의미를 스스로에게 물어 가며 일할 수 있는 직업도 드물다. 나는 ARCS 모형을 이용하여 신규간호사들에게 적용해 보았다. 이 모델은 새로 시작하는 이들에게 동기를 부여하고 유지하게 해 주는 실천 전략이다. 간호사가 된다는 것은 다시 배움의 길에 들어서는 것이라 했다. 주의 집중에서 시작해 관련성을 확인하고 자신감을 키우며 마침내 만족감을 느끼길 바란다. 이 네 요소가 어우러질 때 여러분의 평생학습에 든든한 길잡이가 될 수 있으리라 자신한다.

2. 기초지식의 힘
: 간호사다운 스키마가 있어야
효과적인 청킹이 가능하다

기초지식이 스키마를 만든다

　기초지식이란 새로운 지식의 기반이 되는 원천 지식을 말한다. 어떤 전문 분야 학습을 시작할 때는 기초지식부터 학습한다. 기초지식이 바탕이 되어야 다음 단계의 전문지식을 학습할 수 있다. 기초지식이 있어야 개념을 세울 수 있고 개념이 있어야 절차를 익힐 수 있다. 간호학과의 교과목은 신규간호사의 머릿속에 기초지식과 개념지식 그리고 절차지식을 구성한다. 따라서 간호학 기초지식을 구성하고 습득하는 것은 간호사다운 스키마를 구축하는 토대가 된다. 간호사의 머릿속에 기초지식과 개념지식 및 절차지식이 구축되어 있을 때 비판적 사고와 임상 추론을 할 수 있다.

　간호 학생이 지식을 습득하는 과정을 살펴보자. 먼저 기초지식에 해당하는 교과목을 이수한다. 기초지식은 개념과 원리를 포함하는 지식이다. 학생들은 기초지식을 공부하며 새로운 용어와 개념을 암기하고 원리를 이해한다. 해부학, 생리학, 병태생리학, 약리학이 이에 해당한다. 해부학에서 인체의 구조를 익힌다. 생리학에서 인체 기능의 원리를 배운다. 병태생리학에서는 해부학과 생리학을 바탕으로 인체의 이상 구조와 이상 기능을 이해한다. 약리학에서는 생리 기전과 병태생리에 기반하여 약물의 작용과 부작용을 이해한다. 이렇게 기초지식을 성공적으로 학습하면 머릿속에 위계적·네트워크 관계가 만들어진다. 간호학의 기초지식 스키마가 구축되는 것이다.

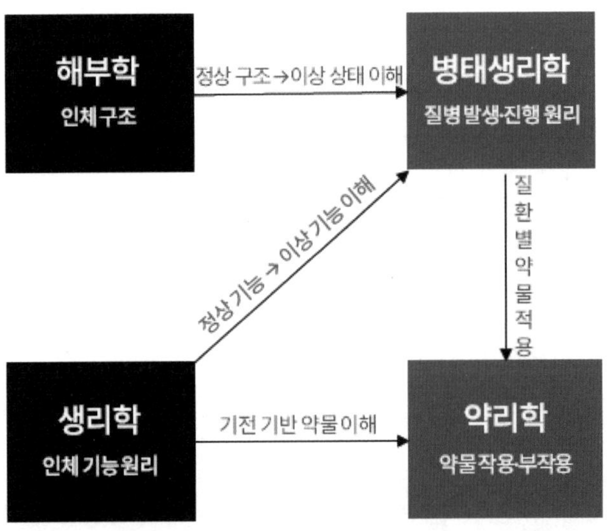

간호학 기초지식 스키마: 임상 추론의 뿌리

기초지식의 뼈대가 만들어지면 간호이론과 성인·아동·여성건강 간호학을 학습한다. 개념지식을 이해하는 것이다. 여기서부터는 학습자가 정보를 능동적으로 구성한다. 개념 간의 관계를 원인과 과정 및 결과로 구성하며 더 깊이 이해하고 적용할 수 있는 준비를 갖춘다(Mayer 외, 2002).

이 기반 위에서 질병 상태를 해석하고 간호하는 원리를 학습한다. 이후 과목별 실습과 같은 절차지식도 익힌다. 이런 과정을 거치며 비판적으로 사고하고 추론하고 판단할 준비를 한다.

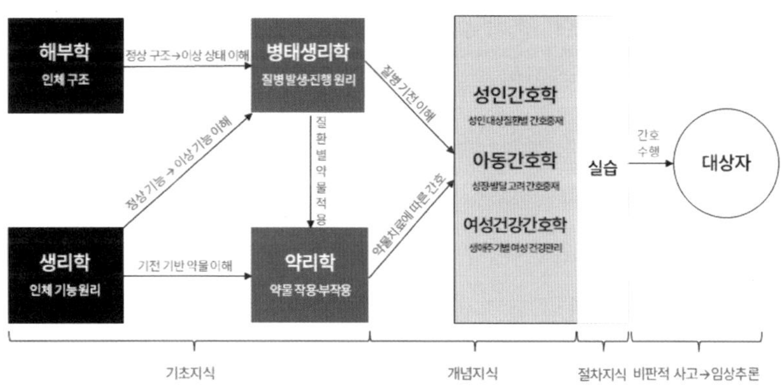

간호학 지식의 통합 스키마: 기초지식에서 임상 추론까지

이와 같이 기초지식과 개념 지식이 스키마 안에 잘 연결되어 있는 간호사는 비판적으로 사고하고 추론할 수 있다. 스키마가 형성되면 청킹이 가능해진다. 임상 상황에서 복잡한 데이터를 기초지식을 활용하여 청킹하면 작업기억의 부하를 줄일 수 있다. 복잡한 임상 상황에서 정확하고 빠르게 추론할 수 있다. 연구에 따르면 신규간호사는 임상 현장에 처음 배치되어 의학용어와 병태생리학 그리고 약리학 지식을 가장 많이 활용했다고 한다(이정현 외, 2022). 이 연구 결과는 기초지식의 중요성을 실감하게 한다.

현장에서 기초지식은 스키마로 힘을 발휘한다

우리는 해부학 시간에 심장의 구조와 각 심방과 심실의 역할에 대해 학습한다. 생리학에서는 심박출량과 이에 영향을 미치는 전부하·후부하·수축력의 원리를 배운다. 병태생리학 시간에는 좌심실 기능 저하로 인한 울혈성심부전증의 발생 기전과 그로 인한 폐울혈·전신부종을 이해한다. 이 기초지식을 바탕으로 성인간호학에서 울혈성심부전증 환자 간호에 대한 개념지식을 학습한다.

이를 바탕으로 호흡곤란, 부종, 체중 증가, 피로감과 같은 증상을 종합적으로 이해한다. 관련 절차지식을 활용하여 산소요법을 수행한다. 이뇨제 투여 전후로 활력징후와 체중을 측정한다. 소변량과 전해질 변화를 관찰한다. 이렇게 기초지식에 바탕을 둔 개념지식을 활용하여 비판적으로 사고하여 추론하고 판단하여 간호 중재를 수행한다.

협심증 환자를 사정하는 상황을 보자. 환자는 왼쪽 어깨나 팔로 방사되는 통증을 호소한다. 운동할 때 호흡곤란이 발생한다. 메스꺼움이 동반된 흉골 하 흉통이 있다. 신규간호사는 이 증상들을 각각 따로 처리하려 한다. 그 순간 작업기억에 부하가 걸린다. 경험이 많은 간호사는 다르게 본다. 여러 증상을 '협심증'이라는 하나의 스키마로 묶는다. 이렇게 청킹하면 작업기억의 공간을 여유 있게 사용할 수 있어서 부하가 걸리지 않는다. 빠르고 정확하게 추론할 수 있다.

무언가를 배울 때는 기초가 있어야 한다. 새로운 지식은 기존 지식과 연결된다. 학습을 잘하고 못하는 것은 우리가 얼마나 다양하고 풍부한 지식을 가지고 있는가에 달려 있다. 이를 인지심리학에서는 '지식과 이해의 빈익빈 부익부의 원리'라고 한다. 여러분이 할 일은 분명하다. 자신의 기초지식이 얼마나 단단한지 점검하자. 기초지식과 개념지식이 서로 연결되어 있는지 확인하자. 연결이 허술하다면 지금 단단히 하자. 간호사는 심성어휘집에 저장된 간호학 전문용어로 소통한다. 소통할 어휘가 많을수록 자신감도 높아진다.

환자를 파악하는 것도 마찬가지다. 환자의 데이터를 간호사의 개념지식과 절차지식을 활용하여 비판적으로 사고하고 추론한다. 그런데 환자의 상태를 물으려 하면 간호사들은 모니터로 향한다. 환자의 상태에 대해 종합적으로 파악되어 있지 않다는 뜻이다. 환자의 정보가 노트북 컴퓨터에만 있으면 응급 상황에서 판단을 내리기 어렵다. 간호사의 작업기억에서 아무 일도 일어나지 않는다. 환자의 상태를 자신의 지식과 연결하여 이해하고 있어야 한다. 그래야 간호사가 환자에 대하여 언제든지 추론할 수 있다.

생리학, 병태생리학, 약리학 같은 간호학 기초지식을 학습하면 간호사다운 스키마가 구축된다. 스키마가 있으면 작업기억의 정보를 장기기억과 연결해 빠르게 문제를 해결할 수 있다. 새로운 정보도 쉽게 저장할 수 있고 인지부하도 줄어든다. 전문가는 이렇게 스키마를 활용한다.

기초지식은 '재료', 비판적 사고는 '도구'

기초지식이 재료라면 비판적 사고는 그 재료를 분석하고 재구성하여 문제를 해결하는 도구다. 생리학과 약리학을 연결해 학습하면 의미 덩어리로 청킹할 수 있다. 그래야 환자의 상태와 약물 작용 원리를 종합하여 비판적으로 사고하고 추론할 수 있다. 지식이 부족하면 비판적으로 사고하기 어렵다. 이 책을 쓰는 이유도 '비판적 사고'나 '임상 추론'을 부르짖기 위함이 아니다. 기초지식의 중요성을 알리려는 것이다. 간호학부 저학년부터 또는 신규간호사 때부터 차근차근 기초지식을 쌓도록 안내하려는 것이다.

기초지식의 힘을 깨달은 계기가 있었다. 오래전 '임상간호사를 위한 투약 간호'라는 이러닝 프로그램을 개발했을 때다. 간호사가 가장 많이 하는 업무가 투약이다. 나 역시 약을 투여할 때마다 목소리가 작아지고 자신이 없었다. 약물 관련해서 주치의와 상의할 때도 마찬가지였다. 약리에 대해 자신 있게 설명할 수 없었기 때문이었다. 그래서 나 같은 후배 간호사가 또 생기면 안 되겠다는 생각이 들었다. 그 결과 이러닝 주제를 '투약 간호'로 제안했고, 채택되었다.

프로그램을 개발하고 느낀 것이 있었다. 약리학은 생리학의 토대 위에 1:1 대응으로 학습하면 된다는 것이었다. 그전까지만 해도 약의 효과와 작용 부작용을 암기하려고만 했었다. 생리학과 약리학을 연결해서 학습하니 단순하게 외우려고 노력하지 않아도 되었다. 약물이 우리 몸의 생리 기전에서 어느 지점에 어떻게 작용하는지 이해하면 되었다. 암기가 완전히 불필요한 것은 아니지만 이해한 내용을 암기하니 훨씬 기억이 잘 되었다.

예를 들어 보자. 생리학에서는 교감신경계의 작용을 배운다. 외부 자극이 있으면 교감신경계는 '싸우거나 도망가는 반응'을 유도한다. 이때 노르에피네프린과 에피네프린이 β-아드레날린 수용체에 결합하여 활성화된다. 그 결과 심박수가 증가하고 심근 수축력이 강화된다. 위기 상황에서 혈압이 올라가고 몸에 더 많은 혈액이 공급된다.

약리학을 공부할 때는 이 기전을 응용한다. 심박수와 혈압을 낮추기 위한 약물로 β-아드레날린 수용체 차단제를 투여한다. 대표 약물은 항고혈압제인 아테놀올(Atenolol)과 프로프라놀롤(Propranolol)이다. 이때부터 약명이 '-olol'로 끝나는 약은 β-차단제 계열로 유추할 수 있다. '-olol'로 끝나는 약을 'β-차단제'로 청킹할 수 있게 된 것이다. 반대로 혈압과 심박출량을 모두 높이기 위해서는 β-아드레날린 수용체 작용제를 투여한다. 대표적으로 쇼크(shock) 환자에게 혈압과 조직 관류를 회복시키기 위해 사용하는 노르에피네프린(Norepinephrine)이 있다.

여러분이 간호 학생이라면 생리학, 약리학을 열심히 공부해 두자. 신규 간호사라면 지금 돌보는 환자들의 문제와 관련된 생리학, 약리학을 복습하자. 임상에서 만나는 환자의 증상이나 약물작용기전을 깊이 이해할 수 있다. 이해가 뒷받침되면 단순 암기보다 오래 기억되고 응용이 가능하다. 그러면 환자에게 더 설명도 잘할 수 있다. 더 도움 되는 간호중재를 떠올릴 수 있다. 이것이 적은 기억량으로 큰 효과를 내는 학습 방식이다. 구체적으로 어떻게 공부하면 좋을지는 다음에서 다뤄 보려고 한다.

3. 꺼내 쓰기 좋은 지식 만들기
　: 스키마를 만드는 네 가지 방법

기억에서 사라지기 전에 스키마로 만들어서 저장하자

　우리가 배우는 지식과 기술은 한 번 듣거나 배웠다고 해서 지식이 되지 않는다. 시간이 기억을 지울 것이기 때문이다. 에세이나 소설책은 그 순간 느끼고 생각하면 충분하다. 하지만 간호학 지식은 임상 현장에서 써먹기 위하여 배운다. 써먹는다는 것은 결국 기억에 남겨 두었다가 꺼내 쓰는 일이다.

　나는 강의를 듣거나 책을 보면 기억이 흐려지기 전에 정리해야겠다고 다짐했었다. 그리고 지금껏 그 원칙을 지켜 왔다. 학교에서 들은 강의 내용도 바로 정리했다. 병원에서 교육받은 내용도 다음에 보고 써먹을 수 있게 정리본으로 남겼다. 에빙하우스는 하루만 지나도 외운 것의 ⅓밖에 남지 않는다고 했다. 이 사실을 떠올리며 나는 매번 나와의 약속을 지켰다. 덕분에 정리에 관한 나름의 노하우가 생겼다. 강의 내용을 스키마에 잘 저장하려면 분류-연결-비교-위계화 과정을 거쳐야 한다. 정보를 의미별로 묶고 인과관계·비교·대조로 연결하며 상·하위 구조를 만들며 정리한다. 이 과정을 내 손으로 하면 외우지 않아도 자연스럽게 스키마에 저장될 것이다. 나는 작업기억에서 부담이 되는 '청킹'을 '정리'라는 방법으로 도왔다.

오래전에 미국 간호사 면허 시험인 NCLEX-RN을 준비할 때였다. 시험일을 2개월여 남겨 두고 공부를 시작했다. 다행히 내과·외과 환자를 돌본 적이 있어서 내가 경험하지 않은 질환만 공부하기로 했다. 외우기보다 이해한 내용을 엑셀 도표로 정리했다. 병원 근무로 공부할 시간이 없어서 계속 정리만 하다가 시험 전날 정리한 내용을 출력해 가져갔다. 괌에서 시험을 치렀는데 정리본을 읽기에 충분한 비행시간이었다. 결과는 합격이었다. 이때부터 나의 정리 방식에 확신을 갖게 되었다.

정리의 공통된 원칙이 있다. 정보의 의미를 해석하고 내 머릿속에 있는 지식을 기반으로 분류 기준을 세우는 것이다. 기준을 세웠으면 데이터나 상황을 분류하고 핵심어를 정한다. 핵심어를 정한 후 정보의 단위가 많으면 청킹하여 3~5단위로 묶는다. 정리는 내 머릿속의 스키마를 만드는 것이다. 그러므로 핵심어를 주축으로 묶은 정보를 서로 연결한다. 정보의 특성에 따라 원인과 결과 관계 또는 비교나 대조 관계로 정리할 것인지 정한다. 개념 간에 상호작용이 많을 때는 방사 네트워크로 연결한다. 상위개념 아래 하위개념을 가지 치듯이 정리하려면 위계 구조를 선택한다. 이제 스키마 형성을 도울 수 있는 정리 도구를 살펴보자.

핵심 내용을 요약하고 질문으로 복습하기: 코넬 노트

코넬 노트는 1940년대 후반 코넬대학교의 월터 포크(Walter Pauk) 교수가 개발한 노트 필기 시스템이다. 아마 여러분도 사용하고 있거나 들어본 적이 있을 것이다. 코넬 노트의 기본 아이디어는 사실과 질문을 적고 내용을 요약할 수 있는 공간이 있다는 것이다. 코넬 노트 형식은 뇌가 다양한 방식으로 작동하도록 하여 정보를 이해하고 기억하는 데 도움이 된다(Pauk, 2010).

코넬 노트를 사용하려면 페이지를 노트, 단서, 요약의 세 영역으로 나눈다. 노트 영역은 강의나 독서 내용의 요점을 적는 곳이다. 영상이나 온라인 텍스트를 통해 학습할 때도 마찬가지다. 단서 영역은 노트 영역 작성 후에 사용하며 핵심 키워드나 자신만의 질문과 키워드를 적는 공간이다. 단서 영역에 질문이나 키워드를 적고 나면 노트 영역을 가린다. 그리고는 단서 영역에 적은 키워드에서 연상되는 내용을 소리 내어 말한다. 자신만의 질문을 적었을 때는 질문에 대한 답을 소리 내어 말한다. 단서 영역의 질문이나 키워드는 기억을 인출하는 단서 역할을 한다. 요약 영역은 노트의 내용을 한두 문장으로 적는 곳이다.

단서 영역	노트 영역
• 키워드 • 질문	• 강의 내용 요점 작성 • 기호/약어 활용
✓ 수업 직후 작성 ✓ 생각나는 수업 내용 작성 ✓ 노트 영역을 가리고 적어둔 질문에 답하기	✓ 수업 시간 중 작성
요약 영역	
• 핵심 내용 한 두 문장	✓ 수업 종료 후 작성

코넬 노트의 구조: 기록을 넘어 인출로 이어지는 학습 도구

코넬 노트를 사용하면 망각하지 않도록 복습할 수 있다. 우리는 학습 직후부터 기억이 빠르게 사라진다는 것을 '에빙하우스의 망각 곡선'을 통해 알게 되었다. 학습이 끝난 지 1시간이 지났을 때 처음 학습했던 내용의 절반이 기억에서 사라지는 것도 알고 있다. 수업이 끝나고 정보가 아직 머릿속에 생생할 때 코넬 노트를 사용해 보자. 단서 영역에 질문과 키워드를 적고 요약해 보자. 24~48시간 이내에 단서 영역에 적은 질문에 답하고 요약 영역을 읽어 보자. 인출 연습과 복습이 된다. 다음 수업 전에 요약을 다시 보면 학기 내내 연관성을 파악하는 데 도움이 된다. 시험 대비에도 유용하다.

요즘엔 종이로 필기하지 않는 경우가 많다. 코넬식 노트 필기 시스템의 원리는 빌리되 다양한 학습 환경에서 수정할 수 있다. 요즘엔 PPT 슬라이

드를 A4지 한 페이지에 출력한 형태의 PDF 파일로 배포하는 경우가 많다. 이때에는 각 슬라이드를 관통하는 세로선을 긋고 단서 영역과 노트 영역을 나누면 된다. 태블릿으로 필기할 때도 마찬가지다. 주요 내용을 필기하고 키워드를 적는 방식으로 활용할 수 있다. 노션에서도 'Cornell note'로 검색하면 코넬 노트 서식을 찾을 수 있다. 자신에게 맞는 방법을 알아보고 활용해 보자. 코넬식 노트 필기법을 적용함으로써 강의 내용을 자신의 지식으로 변환할 수 있다.

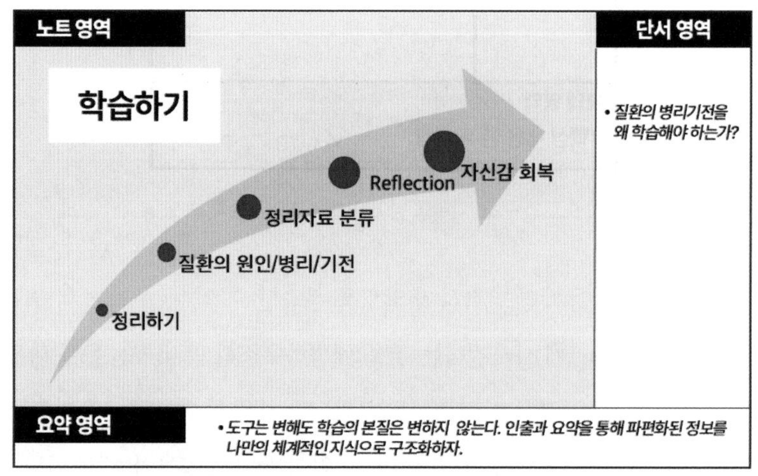

변형 코넬식 노트 필기법: 디지털 환경에서의 지식 체계화 전략

개념을 분류하고 묶어 한눈에 정리하기: 마인드맵

마인드맵은 영국의 토니 부잔(Buzan, 1996)이 1970년대 초에 창시한 사고 및 학습 기법이다. 두뇌의 신경세포들이 중심에서 여러 방향으로 가

지를 뻗어 연결되는 방식에 영감을 받았다고 한다. 중앙의 핵심 주제에서 뻗어 나가는 구조를 키워드로 표현하는 방식이다. 마인드맵은 빈 페이지 중앙에 중심 이미지를 배치하는 것으로 시작한다. 다음에는 이미지에서 뻗어 나와 아이디어를 반영하는 가지를 만든다. 이미지는 기억력과 연관성을 자극한다. 제목에서 뻗어 나온 가지에서 아이디어가 나온다. 이 가지에 계속해서 가지를 추가할 수 있어서 마인드맵을 통해 우리의 생각이 끝없이 뻗어 나올 수 있다. 각 가지에는 하나의 키워드만 배치하고 문장보다는 단어를 사용한다.

마인드맵에서는 색상을 활용할 수도 있다. 우리는 앞에서 언어적·시각적 부호화를 함께 활용하면 기억이 더 잘 유지된다는 것을 알게 되었다. 마인드맵을 더 효과적으로 만들려면 색상과 자극적인 이미지를 사용한다. 색상이나 이미지가 단서가 되어 연상에 도움이 된다. 색상은 사고의 도구이다. 색상은 질서를 정하고 구별하거나 코드화하고 강조하며 생각을 불러일으키는 데 도움이 된다. 마인드 매핑은 학습뿐 아니라 업무 계획부터 아이디어 창출이나 발표까지 다양하게 사용할 수 있다.

나는 마인드맵 소프트웨어인 ThinkWise를 20년 넘게 사용해 왔다. 강의들은 내용을 정리하고 책 한 권을 요약하기도 했다. 무엇인가 생각을 끌어낼 때는 ThinkWise를 열어서 생각나는 대로 입력했다. 입력한 내용이 많아지면 분류했다. 그 과정에서 무엇인가 가닥이 세워지곤 했다. 이런 식으로 계획을 세우고 일정 관리도 했다. 토론할 때 아이디어를 실시간으로 구조화하고 분류하여 대안을 도출하기도 했다. 내가 써먹을 공부나 강의를 잊기 전에 정리한 데에는 ThinkWise와 Excel의 공이 크다.

책을 읽고 내용을 요약할 때는 책의 목차를 주 가지로 설정하고 목차별 주요 내용을 배치했다. 마인드맵은 강의에서 들은 내용을 빠르게 복습할 때도 유용하다. 마인드맵에 병태생리 학습을 적용하면 질병의 분류, 증상, 진단법 등을 빠르게 정리하기 좋다. 예를 들어 급성 신부전의 유형과 원인을 마인드맵으로 간편하게 정리할 수 있다. 분류가 중요한 주제는 마인드맵을 이용하는 것이 간편하다.

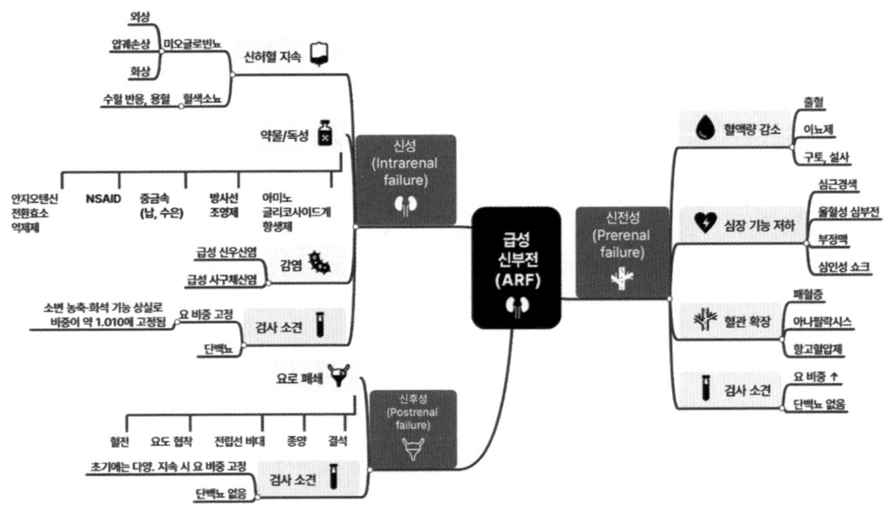

마인드맵_급성 신부전의 유형과 원인

대학생들에게 마인드 매핑 기법을 설명하고 마인드맵을 그리게 한 후 효과를 평가하는 연구가 시행되었다. 그 결과, 마인드맵 작성이 문제 해결, 브레인스토밍, 어휘 기억, 읽기 능력 향상, 과제 정리, 프레젠테이션 준비에 도움이 된다고 하였다. 응답자의 98%는 지루한 텍스트를 읽는 것보다 마인드맵을 사용하여 정보를 파악하는 것을 선호했다(Buran과 Filyukov, 2015).

개념 간 관계와 기전을 연결해 보기: 개념도

개념도는 1970년대에 Novak이 코넬 대학교에서 연구 중에 개발했다. 학습자의 기존 지식과 새로운 정보가 어떻게 연결되는지 보여 주기 위함이었다. 개념도의 초기 형태는 다음과 같이 소개되었다. "개념도는 개념 간의 의미 있는 관계를 '명제' 형태로 나타내는 시각적 도구이다. 각 명제는 두 개 이상의 개념 라벨을 의미론적으로 연결하는 단어로 구성된다. 가장 단순한 형태의 개념도는 두 개념이 연결어를 통해 이어져 하나의 명제를 형성하는 구조이다. 예를 들어, '하늘은 파랗다'라는 표현은 '하늘'과 '파랗다'라는 개념을 연결하여 의미 있는 명제를 만드는 간단한 개념도라 할 수 있다."(Novak과 Gowin, 1984, p. 15).

개념도는 가장 포괄적인 개념이 맨 위에 있고 구체적인 개념이 아래에 위계적으로 배열된다. 개념도의 구조는 해당 지식이 적용되는 맥락에 따라 달라진다. 따라서 맥락에 따라 질문하여 개념도를 구성한다. 개념 간에 화살표나 연결선을 긋고 그 관계를 연결어 동사로 표현한다. 이렇게 서로 다른 개념들을 분류하고 원인과 결과 등 논리적 연결을 시각화한다. 개념도는 교차연결을 포함한다. 교차연결은 개념도의 각각 다른 영역에 있는 개념을 서로 연결하는 것을 말한다. 개념도에 표시된 한 영역의 개념이 다른 영역의 개념과 어떻게 연관되어 있는지 파악할 때 도움이 된다.

개념도를 응용하여 의학 교육 분야에서는 '메커니즘 맵'을 사용한다. 생물학적, 생리적, 병리학적 메커니즘을 기반으로 개념을 연결하는 방식이다(Richards 외, 2020). 이와 같이 개념도 작성은 임상에서 환자의 병력을 병태생리와 연결하거나 원인과 결과로 정리할 때 도움이 된다. 개념도를 그릴 때는 진단이나 증후군을 중심 개념으로 정한다. 상위개념에는 진단이나 증후군이 유발되는 병태생리 기전을 적는다. 하위개념으로 진단이나 증후군의 증상·검사·중재를 적는다. 다음으로 각 개념을 연결하는 선을 긋고 연결어 동사로 표현한다. 서로 다른 영역 간 개념 간에 교차 연결선을 1~2개 넣고 한 줄 요약한다.

앞서 마인드맵으로 그렸던 급성 신부전을 병태생리 기전을 반영하여 개념도로 그리면 아래와 같다. 개념 간의 관계를 명확히 서술하는 연결어를 사용한 것을 볼 수 있다. 이로써 동일한 내용이 마인드맵과 개념도에서 어떻게 표현되는지 그 차이점을 알 수 있다. 같은 지식이라도 마인드맵은 분류 중심, 개념도는 인과관계 중심으로 정리된다.

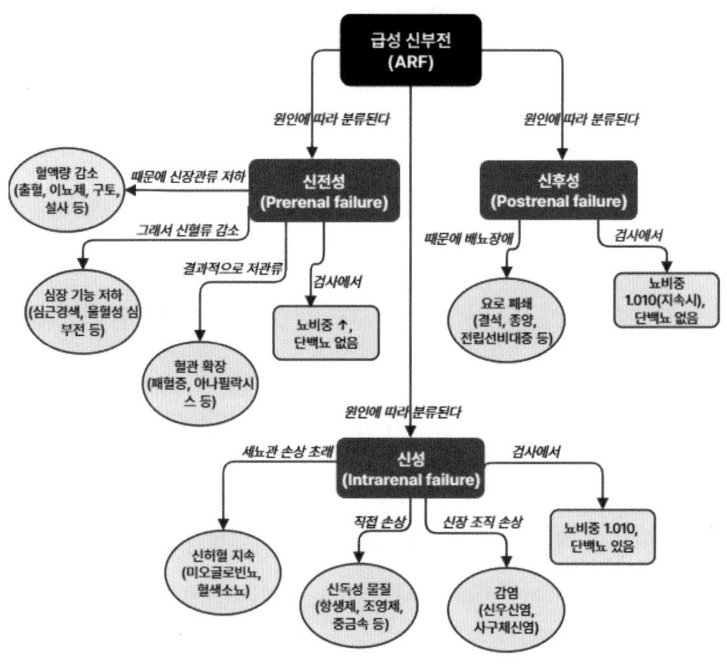

개념도: 급성 신부전의 병태생리 기전에 따른 증상과 검사 결과

이번엔 좀 더 복잡한 병태생리 기전을 학습해 보자. 우리 몸에서 혈압은 신경계와 호르몬에 의해 조절된다. 혈압이 떨어지면 압수용체에서 이를 감지하여 연수로 자극을 전달한다. 이 자극에 대한 반응으로 심장과 혈관으로 가는 교감신경계 작용이 증가한다. 이에 따라 심박출량과 말초혈관 저항이 증가하여 혈압이 상승한다. 한편으로 신장에서는 혈압 저하에 따라 레닌이 분비된다. 레닌은 안지오텐시노겐을 안지오텐신 I로 전환시킨다. 안지오텐신 I은 안지오텐신 전환 효소에 의해 다시 안지오텐신 II로 전환된다. 안지오텐신 II는 강력한 혈관수축제로써 말초혈관 저항을 높여 혈압을 상승시킨다. 안지오텐신 II는 부신피질에서 알도스테론 분비를 자극한다. 시상하부-뇌하수체후엽을 통해 항이뇨호르몬(ADH) 분비도 촉진한다. 알도스테론은 신장에서 염분과 수분의 재흡수를 증가시킨다. 항이뇨호르몬의 작용으로 수분 재흡수가 더해짐에 따라 혈액량이 증가한다. 혈액량이 증가하면 심박출량도 증가하므로 혈압이 상승한다.

이렇게 텍스트로 적으면 내용이 길고 복잡하여 잘 이해되지 않는다. 그런데 이를 개념도 방식을 접목한 그림으로 정리하면 쉽게 이해된다.

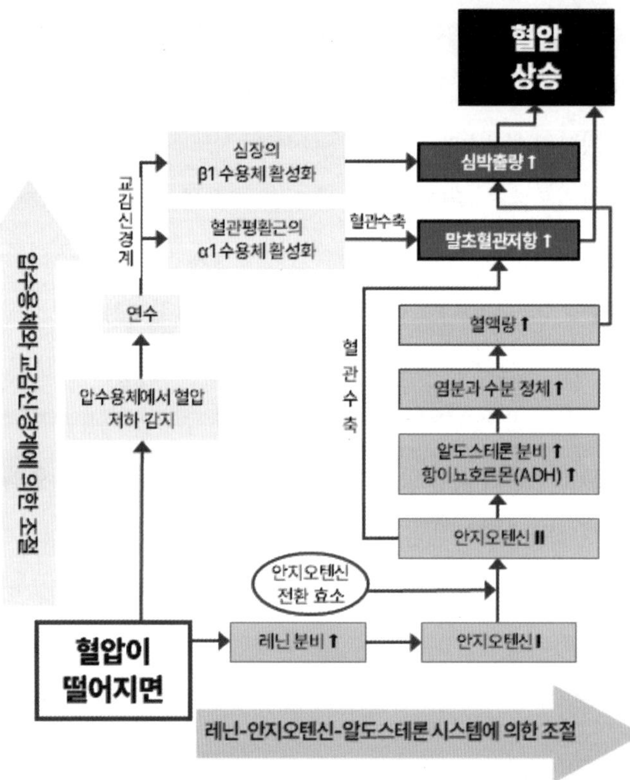

개념도: 레닌-안지오텐신-알도스테론 시스템의 혈압 조절 기전

간호대학 교육과정에서 개념도를 사용하고 그 효과를 평가한 연구가 수행되었다. 개념도를 작성한 간호 학생의 비판적 사고 기술과 비판적 사고 성향 점수가 향상되었다고 보고했다. 사례 학습과 개념도 작성을 병행했을 때 비판적 사고 기술 점수가 더 크게 향상되었다. 학생들은 개념

도 작성이 지식 정리 등 이론과 실무 연결에 도움이 된다고 했다(김용숙, 2020; Garwood 외, 2018; Jaafarpour 외, 2016).

개념도는 개념과 개념 간 연결의 의미를 '문구'로 드러내는 방법이다. 그래서 개념도를 그리려면 마인드맵을 그릴 때보다 깊은 이해가 필요하다. 개념도를 처음부터 정통적인 방식으로 그리려고 하지 않아도 된다. '혈액량 감소로 인한 신장 관류 저하'처럼 원인과 결과를 나타내는 문구로 적어서 연결하면 개념도가 된다. 이렇게만 정리해도 스키마로 저장되어 꺼내 쓰기 쉬워진다.

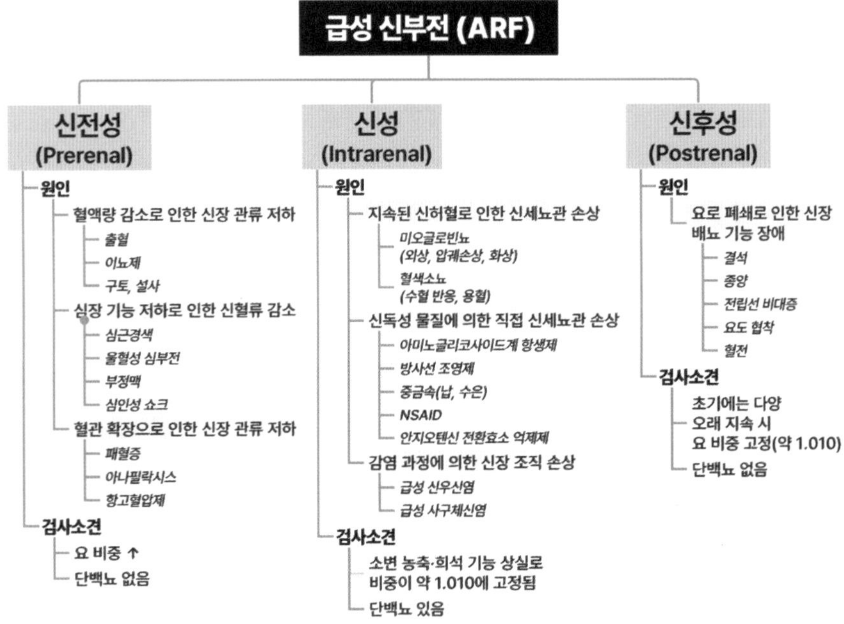

급성 신부전 스키마: 신전성·신성·신후성 원인과 검사 소견

앞의 그림은 모두 급성 신부전에 관하여 정리한 것이지만 다른 구조를 보인다. 처음 것은 마인드맵으로 단순하게 분류하여 정리하였다. 다음의 그림은 개념 사이의 관계를 연결하여 병태생리적 인과관계를 드러낸 개념도이다. 마지막 그림에서는 원인과 결과 관계로 분류하여 위계적 구조가 드러나도록 했다. 비교하자면 마인드맵은 빠른 복습에, 개념도는 기전 이해에, 마지막 그림은 원인과 결과 관계에 따른 위계 구조를 드러내는 장점이 있음을 알 수 있다.

정리하자면 병태생리 학습에서는 마인드맵과 개념도를 보완적으로 사용하는 것이 가장 효과적이다. 초기 개념 정리와 빠른 복습에는 마인드맵을 사용한다. 병리기전과 인과관계를 이해할 때는 개념도를 그린다. 질병의 발생과 진행 과정을 시각화하기에 좋다. 이렇게 학습 목표와 내용의 복잡성 그리고 각자의 선호에 따라 도구를 자유롭게 선택하면 좋을 듯하다.

비슷한 내용을 나란히 비교하며 대조하기: 엑셀 비교표

엑셀 비교표는 내가 마인드맵과 함께 가장 많이 사용하는 도구다. 엑셀의 특성상 도형을 그리지 않고도 쉽게 비교표를 만들 수 있다. 마인드맵엔 키워드만 적지만 엑셀에서는 주요 문장을 좀 더 적을 수 있다. 비교표를 만들면 여러 개념을 비교하고 대조하여 관계를 파악할 수 있다.

아래 '교감신경계 효능제의 작용에 따른 적응증과 간호' 도표는 내가 20년 전에 작성한 것을 최신 경향에 맞게 수정한 것이다. 한눈에 각 약제가 교감신경계 어느 수용체에 작용하는지 알 수 있다. 수용체의 특성에 따라 적응증을 이해할 수 있다. 수용체의 특성과 작용을 이해하면 약제를 투여할 때 어떤 간호를 해야 하는지 연상할 수 있다.

약리 스키마: 교감신경계 효능제의 기전과 간호 적용

분류 약물명		수용체 작용	적응증	간호
Catecholamine **Epinephrine**	α	• 혈관평활근 수축 • 혈압 ↑	• cardiac arrest에서 cardiac rhythm 회복 • 혈관 수축 작용을 통해 국소 혈류를 제한(지혈 및 마취 연장 기전)	• 투여 시 부정맥, 심근 산소 소모 증가 → 모니터 필요
	β1	• 심근수축력 ↑ • 심박수 ↑ • 심박출량 ↑		• 심박동수 증가로 심근 산소요구도 증가 → 허혈 악화 주의
	β2	• 기관지 확장 • 혈관평활근 이완	• 중증 알러지 반응 • 기관지천식에서 기관지 확장	• 기관지 확장 효과로 인한 호흡곤란(RR, SpO_2) 모니터 • 혈관평활근 이완으로 발생할 수 있는 일시적 혈압 저하 주의
Vasopressor **Norepinephrine**	α	• 혈관평활근 수축 • 혈압 ↑	• 패혈성 쇼크 (1차 선택 약제) • 저혈압	• Extravasation 위험 있어 중심정맥관 투여 • 말초정맥 투여시 주입 부위 발적, 통증, 냉감 확인 • 일혈 발생하면 주입 중단 및 Aspiration 후 지침별 온냉찜질 • 강력한 말초 혈관 수축으로 인한 청색증·맥박 소실 확인 • 저관류로 손상 가능→ 심박동수 10% 이상 증가시 감량
	β1	• 심근수축력 ↑ • 심박수 약간 ↑ • 심박출량 ↑		• 심허혈 환자: 심근 산소요구도 증가 → 심허혈 악화 주의
β-Agonist **Isoproterenol**	β1	• 강한 심박수 • 심근수축력 ↑	• 서맥(어지러움, 실신 등 증상 동반 시)	• β2 자극 → 혈관 확장으로 혈압 감소 가능하므로 주의 • Tapering: 갑작스러운 중단 시 반동성 저혈압 위험
	β2	• 강한 기관지/ 혈관 확장	• 완전 방실 차단 (AV Block)	• 심근 허혈 환자 금기 수준의 주의

정리할 내용에 따라서 아래처럼 2×2 형태의 매트릭스 도표로 정리할 수도 있다. 백혈병을 골수성과 림프구성으로 비교하고, 급성과 만성으로 비교하여 정리한 방식이다. 이렇게 정리하면 좌우, 상하로 비교하고 대조하여 이해할 수 있다. 또한 발생기전을 이해함으로써 외우지 않고 치료나 간호를 연상할 수 있다.

	급성 골수성 백혈병	급성 림프구성 백혈병
발생 기전	골수계 미성숙 세포(Myeloblast) 폭발적 증식 → 정상 혈구(적혈구, 백혈구, 혈소판) 생성을 물리적으로 압박하여 급격한 범혈구 감소증 초래	미성숙 림프구(blast)가 림프절, 비장 등으로 퍼지며 무제한 증식→정상 면역세포 자리를 차지 성인 ALL의 25~30%는 Philadelphia 염색체(Ph+) 보유 → 면역 기능을 수행하지 못하는 '가짜 백혈구'가 자리를 차지하여 감염에 극도로 취약해짐
치료	관해유도 항암화학요법: 비정상 세포를 0%에 가깝게 제거 이후 조혈모세포이식 고려	1. 다단계 복합 항암화학요법 2. CNS Prophylaxis(중추신경계 예방 치료) 3. 성인 Ph+ ALL인 경우: TKI(표적치료제) 병용
간호	[급성기 합병증 관리] 1. TLS(Tumor Lysis Syndrome, 종양붕괴증후군) 감시: 세포가 급격히 파괴되면서 신부전 위험. 수액 공급 및 요산 수치 모니터링 2. 강력한 역격리: 골수 억제로 인한 감염 위험이 매우 높으므로 무균술 준수	[CNS 침범 및 발달 지지] 1. 척수강 내(IT; Intrathecal) 항암치료 간호: 림프구의 중추신경계 침범 예방을 위한 시술 후 안정(Flat position) 간호 2. 성인 Ph+ 환자: 표적치료제 복약 지도 및 부작용 감시 3. 조혈모세포이식 준비: 고위험군 성인 환자는 관해 후 이식 고려 빈도가 높음 4. 연령별 심리 지지(소아-발달 / 성인-사회복귀)
	만성 골수성 백혈병	만성 림프구성 백혈병
발생 기전	Philadelphia 염색체(9번·22번 전좌) 발생 → BCR-ABL 융합 유전자가 세포 분열 스위치를 'ON' 상태로 고정시켜, 성숙된 세포가 과다하게 만들어짐	성숙한 림프구가 제때 죽지 않고 비정상적으로 오래 살아남아 체내에 축적 → 서서히 면역 체계를 교란하며 림프 조직의 비대 유발
치료	표적치료제 (TKI; Tyrosine Kinase Inhibitor)	경과 관찰 후 필요시 항암치료
간호	[약물 순응도 및 반응 관리] 1. 표적치료제 복약 지도: Gleevec 등 표적치료제의 정확한 용량·시간 복용 강조(내성 예방) 2. 급성전환(Blast Crisis) 감시: 만성기에서 급성기로 진행되는지 주기적인 혈액검사 모니터링	[삶의 질 및 면역 관리] 1. 보존적 간호: 초기엔 치료 없이 관찰하므로, 불안 완화 및 면역력 유지 교육 2. 진행 징후 관찰: 비장 비대로 인한 복부 팽만감, 림프절 부종 여부 확인

　여러 도구를 이용하여 공부한 것을 구조화하여 정리하는 방식을 알아보았다. 이 도구의 공통점은 모두 '한 장'에 정리한다는 점이다. 한 장에 정리하면 한눈에 전체 속에서 부분 간의 관계를 인식할 수 있다. 생리학 또는 병리학적 원리를 중심으로 발생하는 증상과 간호를 인과관계로 이해할 수 있다. 정리하다가 이해되지 않으면 다시 공부하여 칸을 메운다. 정리한 내용을 수시로 보고 환자 간호에 참조해 보자. 실제 환자를 간호할 때 활용할 수 있는 자료를 만들면 복습 효과는 더 커진다.

　지금까지 소개한 정리 도구들은 모두 머릿속에 스키마를 형성하는 데 도움을 준다. 중요한 건 형식이 아니라 내가 직접 의미를 만들고 연결하는 데 있다. 간호 학생이라면 해부학·생리학부터 정리하자. 여기에 병태생리학이나 약리학을 배워 연결해 보자. 성인간호학을 배우면 또 연결해 보자. 이렇게 저학년 때부터 배운 지식을 연결하여 정리하면 자신감이 높아질 것이다. 신규간호사나 재직 간호사라면 지금 자신이 주로 돌보는 환자들의 질환을 중심으로 정리해 보자. 그리고 꾸준히 꺼내어 써 보자. 그렇게 다듬은 지식은 바로 현장에서 빛을 발할 것이다.

4. 망각 곡선 넘어 기억 자동화하기
: 간격 복습과 바람직한 어려움 즐기기

기억은 간격을 좋아한다: 망각을 활용한 반복의 타이밍

우리는 에빙하우스의 망각 곡선을 통해 학습 직후에 기억이 빠르게 사라진다는 것을 알게 되었다. 기억을 보존하려면 학습 직후부터 빨리 복습해야 한다는 것도 이해했다. 에빙하우스 이후의 심리학자들은 배운 것을 여섯 번 복습하면 처음 배운 내용의 90% 이상을 기억한다고 말한다. 망각을 줄이기 위해 반복 학습이 필요하다는 것은 알려져 있다. 그렇다면 반복 학습은 어떻게 해야 효과적일까?

어떤 내용을 학습하고 나서 그 한 가지만 집중해서 복습하는 경향이 있는가? 많은 이들이 한 주제만 반복해서 공부할 때 더 안심되고 잘 외워질 것 같다고 느낀다. 그런데 한 가지만 공부하면 노력이 덜 든다. 학습할 때는 모두 기억할 것 같다가 이후에 빠르게 망각된다고 한다. 수백 건의 실험 결과에서 간격을 두고 복습하는 것이 기억 유지에 미치는 영향이 분석되었다. 총 학습 시간이 동일할 경우 한 번에 몰아서 복습하는 것보다 두

번에 나누어 복습할 때 정답률이 높았다. 시험까지의 간격이 길 경우 복습 간격도 길게 설정하는 것이 기억 유지에 더 효과적이었다. 단, 복습할 때는 같은 내용을 반복 학습해야 한다. 다른 내용을 학습하면 간섭 현상이 나타나기 때문이다(Cepeda 외, 2006).

국내 연구에서도 분산 학습이 집중 학습보다 효과적으로 나타났다. 대학생들은 분산 학습이나 시험 또는 자기 설명이 효과적이라는 것을 알고 있지만 실제로 활용하지는 않았다. 이와 대조적으로 반복 암기와 하이라이팅은 효과적이지 않다는 것을 알고 있었음에도 과도하게 활용하는 경향을 보였다. 즉, 효과적인 학습 방법이 어떤 것인지 알고는 있었으나 효과적이지 않은 방식으로 학습하고 있었던 것이다(임정만과 배제성, 2012; 최희선과 이희승, 2020).

간격을 두고 분산하여 학습하면 전에 학습한 내용을 일부 잊어버리게 된다. 잊어버린 내용을 다시 떠올리는 과정에서 인지적 노력이 드는데 이 과정에서 기억이 강화된다. 잊어버린 내용을 떠올리는 인지적 노력이 학습 효과를 높이는 핵심 원리이다. 이에 대해서는 다음에 다루려 한다. 간격을 두고 분산하여 학습하면 망각 속도가 늦춰지고 기억이 더 단단해진다. 서로 다른 과목이나 주제를 번갈아 학습하는 교차 학습도 기억을 강화하는 데 도움이 된다. 서로 다른 내용을 번갈아 학습하면 간섭 현상이 일어나서 학습 내용 일부를 잊어버리기 때문이다. 간격 학습과 같은 원리이다.

에빙하우스는 실험에서 24시간이 지난 후에는 ⅓만 기억한다는 결과를 얻었다. 24시간 후에 복습하면 잊어버린 ⅔의 기억을 보완하면 된다. 그러나 한 달이 지나면 처음 배운 것의 ⅕만 기억한다. 그러니 ⅘의 기억을 새로 고침 해야 한다. 사실상 처음 공부하는 것과 같다. 배운 것을 기억하려면 간격을 두고 분산 학습하는 것이 답이다. 그런데 연구 결과를 보면 어떤 학습 방법이 효과적이라는 것을 알지만 행동으로 옮기지는 않는다. 그러니 효과적인 학습법을 알리는 것만으로는 부족한 것 같다. 실천 전략이 필요할 것 같다.

매일 1시간씩 나누어 7일간 복습하는 것이 하루 7시간 공부하는 것보다 오래 기억된다. 그러니 하루에 몇 시간 공부하는 것보다 일정을 길게 잡고 복습을 몇 번 하겠다고 계획하는 게 낫다. 예를 들어 '강의를 듣고 나면 1일 - 3일 - 7일 - 30일 차에 복습한다.'라는 식으로 말이다. 한 번에 한 주제를 완벽하게 공부하기보다 일정 부분만 이해하고 다음 주제 학습으로 넘어가는 것도 좋다. 학습 직후부터 기억은 빠르게 사라진다. 간격을 두고 복습하면 기억이 오래 유지된다.

아래 표를 활용해 나만의 복습 계획을 세워 보자. 예시로 제시된 '1일 → 3일 → 7일 → 30일'은 에빙하우스의 연구에 근거한 주기이다. 자신의 일정에 맞게 자유롭게 조정해도 좋다.

간격 복습 계획표: 망각을 이기는 인출 전략

수강일	1차 (골든타임)	2차	3차	4차	5차
복습 시기	학습 직후 (10분 이내)	+1일	+3일	+7일	+30일
√					

나는 '배운 내용은 3일 이내에 정리하자'라는 원칙을 세웠다. 정리한 내용은 출력하여 자주 들여다보았다. 하루의 작은 복습이 쌓이면 평생이 달라진다. 기억하자. 총 공부 시간보다 복습 횟수다.

쉬운 공부는 잊힌다: 바람직한 어려움과 인출 노력의 힘

우리는 흔히 공부할 때 반복해서 읽으면서 형광펜 긋기 같은 '쉬운 공부법'을 이용한다. 이렇게 하면 흔적이 남아서 공부를 많이 한 느낌을 받는다. 하지만 기억을 떠올릴 때는 효과가 별로 없다. 시험 직전에 집중적으로 공부하면 성적은 오른다. 하지만 기억을 오래 유지하거나 새로운 상황에서 써먹으려고 할 때는 생각나지 않는다. '바람직한 어려움' 개념이 제시되었는데, 학습 과정에서 의도적으로 어려움을 겪게 해야 한다고 한다. 어려움을 겪으면 인출이 촉발되고 다양한 맥락에서 정보를 다시 부호화하여 학습 효과가 강화된다. 이 과정을 통해 학습 내용이 장기기억 속에 더 견고하게 저장되어 새로운 상황에서도 쉽게 인출할 수 있다고 한다(Bjork, 1994).

학습자가 단순하게 내용을 듣고 보기만 하는 쉬운 공부 방식을 선택했다고 하자. 학습자는 사고하거나 기억을 꺼내지 않아도 된다. 반대로 학습자가 시험을 보거나 답을 생성하는 어려운 활동을 했다고 하자. 기억에서 지식을 인출하여 학습 효과가 높아진다. 예를 들어 교수님이 PPT 슬라이드를 읽어 주는 것을 듣기만 하면 학생은 기억을 꺼내지 않아도 된다. 답안지를 보고 문제를 푸는 것도 마찬가지다. 쉽지만 바람직하지 않다. 하지만 어려운 퀴즈를 풀거나 고심하면서 문제를 해결하려면 어렵다. 복잡한 내용을 요약하려면 생각을 꺼내거나 지식을 생성해야 한다. 어렵지만 바람직한 공부 방식이다.

바람직한 어려움을 유도하는 학습 전략을 정리하면 다음과 같다. 첫째, 집중해서 학습하기보다 **시간 간격을 두고 학습하기**다. 둘째, **관련된 주제들을 교차해서 학습**하면 각 주제의 유사점과 차이점을 구별하여 부호화하여 학습할 수 있다. 이렇게 부호화하면 저장한 지식을 써먹을 일이 생겼을 때 쉽게 인출할 수 있다. 셋째는 단순히 보여 주고 들려주는 것보다 **시험을 보거나 말하고 행동하게 하기**이다. 잊은 것을 애써 떠올리거나 고심하면서 문제를 푸는 것이다. 친구들과 배운 것을 서로 설명하면 된다. 공부한 것을 환자에게 설명하고 행동으로 옮기면 된다. 설명할 때 지식을 인출했다가 다양한 맥락 정보와 연결하여 다시 저장한다. 반복하면 기억이 강해져서 쉽게 써먹을 수 있다.

처음 병원에 입사해서 일하다 보면 문제 해결에 실패하거나 피드백을 받을 수 있다. 이 때문에 좌절하고 사직을 고민하는 간호사를 많이 보았다. 나는 이들에게 이렇게 말해 왔다. "실패는 당연하다. 아무리 간호대학에서 4년간 공부했다 해도 평생 공부하면서 일하는 전문직이지 않은가? 그러니 간호사가 되자마자 실수나 실패 없이 나는 잘할 수 있을 거라고 기대하는 것은 잘못된 것이다."라고 말이다. 신규간호사가 실수하고 피드백을 받는 과정은 매우 강력한 '바람직한 어려움'이다. 실패 경험은 감정과 강하게 연결되어 오래 기억되어 같은 실수를 반복하지 않게 된다. 그러니 실패했다고 해서 좌절할 필요 없다. 오히려 강력한 스키마가 하나 생긴 것이다.

그런데 바람직한 어려움이 어느 때나 도움 되는 것은 아니다. 학습자가 어려움을 감당할 기초지식을 갖추지 못하면 그 어려움은 오히려 학습을 방해할 수 있다. '바람직한 어려움'이 효과적이려면 학습자가 충분한 기초 지식을 갖추고 있어야 한다고 강조된다(Bjork, 1994). 기초지식이 스키마 형성에 필요하다는 것은 이미 강조하였다. 나를 돌아보고 내게 필요한 기초지식을 보충하자. 지금이 가장 빠른 때이다. 공부하면서 어려움을 겪으면 지금이 바로 그 '바람직한 어려움'의 때라는 걸 알아차리자. 알아차리는 순간 쉽게 인출되지 않는 어려움 자체가 동기부여로 작용할 수 있다.

반복은 자동화를 부른다: 스키마가 행동이 되기까지

간격을 두고 복습하거나 인출 연습을 반복하면 기억은 오래 유지된다. 우리가 간호학과에서 배우는 내용은 모두 임상 현장에서 써먹기 위한 것이다. 임상은 매우 바쁜 곳이다. 현장에서는 기억을 더듬거나 오래 고민할 여유가 없다. 선배로서 이렇게 말하기 안타깝지만 지금의 현장은 그런 상황이다. 임상 현장은 생각할 시간을 허락하지 않는다. 문제를 발견한 순간 곧바로 판단하고 행동할 수 있어야 한다. 현장은 즉각적인 인출이 필요한 곳이다. 결국 반복 학습밖에 답이 없다.

신규간호사들이 처음 임상에 오면 배운 것이 하나도 떠오르지 않는다고 한다. 실습 때 보았던 병원과 전혀 다른 곳처럼 느껴진다고 한다. 현장의 속도는 너무 빠르다. 어떻게 하면 배운 것을 즉각 떠올릴 수 있을까? 답은 '반복'이다. 반복하면 생각을 애써 떠올리지 않아도 자연스럽게 행동으로 이어진다. 반복은 단순히 익숙해지기 위한 과정이 아니다. 꺼내려 애쓰는 그 노력 자체가 기억을 단단하게 만든다. 문제를 해결하려 애쓰고 다시 시도하고 피드백을 받는 과정에서 기억은 단단해진다.

이러한 자동화 과정은 뇌과학적으로도 뒷받침된다. 반복하여 학습하면 시냅스가 강화되어 전달된 신호가 장기기억으로 고정된다. 어떤 시냅스가 자주 활성화되면 나중에 같은 자극이 왔을 때 더 쉽고 강하게 반응한다. 반복 학습으로 시냅스가 강하게 연결되면 단서 하나로 기억 전체를 빠르게 떠올릴 수 있다. 반복하여 학습하면 그 내용으로 스키마가 형성된다. 스키마를 인출하면 작업기억에 부하를 주지 않고 빠르게 생각하고 판단할 수 있게 된다.

신규간호사는 업무에 필요한 스키마가 빈약하다. 따라서 처음에 환자의 상태를 판단할 때 논리적이고 단계적인 '시스템 2' 사고를 하게 된다. 임상 현장에서 경험을 반복하면 그 자체로 반복 연습이 된다. 반복 연습을 지속하면 어느 순간 직관적이고 빠른 '시스템 1' 사고로 전환된다. 이것이 자동화이다. 경력이 오랜 자동차 운전자는 가속페달을 밟고 핸들을 돌리는 행위 하나하나를 생각해서 하지 않는다. 하지만 초보 운전자는 그 동작을 일일이 생각하기 때문에 힘이 들고 쉽게 지친다.

여기서 신규간호사들에게 하고 싶은 이야기가 있다. 학생 시절에 열심히 준비했더라도 처음부터 자동화된 판단을 하기는 어렵다. 수많은 반복 연습이 필요하다. 그 과정을 '바람직한 어려움'으로 받아들이면 어떨까? 대신 반복 연습 횟수를 늘리자. 모든 경험은 학습이다. 머지않아 선배와 같은 나를 만나게 될 것이다. 자동화는 하루아침에 완성되지 않는다. 그러니 혹시라도 선배 간호사의 모습과 비교해 자신을 과소평가하지 말자. 선배 간호사들의 신규 시절을 여러분이 보지 못한 것뿐이다. 그들도 수많은 실패와 반복 속에서 지금의 속도를 갖게 되었을 것이다. 지금의 시행착오와 반복 연습은 바람직한 어려움인 것이다.

Part 5

간호사답게
생각하기

: 기억을 꺼내어 쓰고 적용하는 방법

1. 질문으로 학습과 사고 확장하기
: 이해에서 추론까지

질문으로 기억을 일깨운다: 학습을 오래도록 남기는 힘

앞에서 강의를 들으면 코넬 노트에 필기하고 단서 영역에 키워드와 질문을 적자고 했다. 그러고는 노트 필기 영역을 가리고 적어 놓은 질문에 답하도록 했다. 왜 질문하라고 했을까? 왜 질문하면 더 잘 기억될까? 이제부터는 질문 방법과 그 효과에 대해 살펴보려고 한다.

기초지식이 많은 학습자는 장기기억 속 지식이 네트워크처럼 연결되어 있다. 학습자가 정보를 외우는 대신 "왜 그런 거지?"라고 스스로 묻는 순간 핵심 개념이 먼저 인출되고 관련 지식이 연쇄적으로 인출된다. 새로운 정보는 이렇게 장기기억 속 지식과 연결된다. 새로운 정보가 기존 스키마에 통합되면 이해가 깊어지고 기억도 오래 지속된다고 한다(Willoughby와 Wood, 1994).

강의법으로 유명한 어떤 교수님의 강의를 수강할 때의 일이다. 수업을 마치고 과제를 내주었다. 과제는 노트 필기 요약본과 질문을 적어내는 것이었다. 그러고는 다음 수업을 시작할 때 준비한 질문을 하라고 하셨다. 그런데 대부분의 수강생이 질문하지 않았다. 나도 마찬가지였다. 속으로 '질문을 어떻게 만들라는 거지?'라고만 하였다. 그조차도 속으로만 맴돌고 입 밖으로 내어 말하지 못하였다. 혹시 나 같은 사람이 있을지 몰라서 질문 만드는 법을 적어 보려 한다.

질문을 만드는 방법은 간단하다. 앞에서 제시했던 코넬 노트를 예를 들어 보겠다. 노트 영역에 적은 내용의 키워드를 단서 영역에 적고 '왜?'라는 질문을 붙인다. 그런 다음 질문에 대한 답을 노트 영역에 적는다. 이렇게 학습하면 기억과 이해가 강화된다. 스스로 '왜?'라고 질문하면 장기기억에 저장되어 있던 지식이 작업기억으로 인출된다. 작업기억에서는 새로운 정보와 기존 지식이 인과, 대조, 비교관계로 연결되어 장기기억으로 저장된다. 질문을 던지면 장기기억에 저장된 지식을 꺼내어 새 정보와 연결하고 그 과정에서 이해가 강화된다.

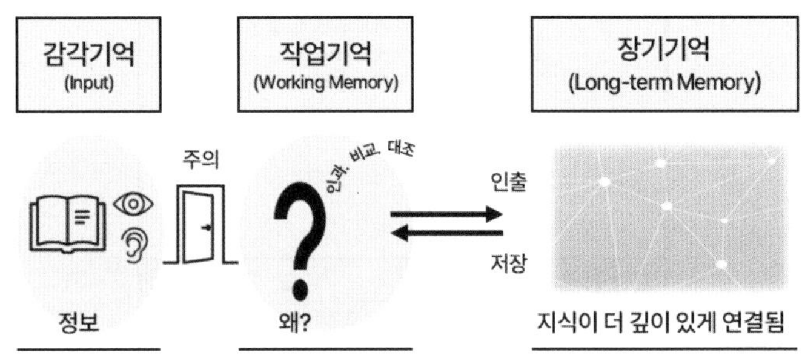

질문의 효과: 작업기억을 장기기억으로 바꾸는 힘

다시 코넬 노트로 돌아가 보자. 노트 영역에 '저혈량성 쇼크 환자에게 생리식염수를 빠르게 투여한다.'라고 필기하였다. 수업이 끝나고 단서 영역에 '저혈량 쇼크 환자에게 생리식염수를 빠르게 투여한다. 왜?'라고 적는다. 그러고는 다시 노트 영역에 질문에 대한 답을 적는다. '생리식염수는 혈장 삼투압과 동일한 등장액이므로 수액이 세포 내외로 이동하지 않고 혈관 내 혈액량을 빠르게 보충한다. 혈압이 낮게 유지되면 주요 장기로 혈류가 공급되지 못하므로 수액을 빠르게 투여하여 혈압을 올리고 장기로 혈류 공급이 되도록 해야 한다. 혈압을 정상화한 뒤 원인 치료를 시행한다' 다음으로 요약 영역에 '저혈량 쇼크 환자에게 등장액인 생리식염수를 빠르게 투여하여 혈압 회복 후 원인 치료'라 요약 정리한다.

코넬 노트에서 질문 활용 방법: 기록을 장기기억으로 전이시키는 전략

'왜?'라는 질문 한 단어를 추가했을 뿐이다. 한 단어의 질문으로 혈압과 등장액에 관한 지식이 인출되어 생리식염수와 인과 관계로 연결되어 이해된

다. 나를 돌아보면 수업 시간이 끝나면 노트를 덮기에 바빴던 것 같다. 노트를 덮기 전에 '왜'라고 질문했다면 어땠을까? 망각이 진행되기 전에 주요 내용을 기억 속에 붙잡아 두었을 수 있었겠다는 생각이 든다. 망각이 진행된 후 시험 전에야 들여다본 노트는 처음 보는 내용 같았다. 당연한 일이었다.

수업이 끝나면 노트를 덮기 전에 '왜?'라고 질문해 보자. 그 한 번의 질문으로 망각이 빠르게 일어나는 시점에 다시 기억을 붙잡아 놓을 수 있다. 이렇게 인출되었던 지식은 깊이 연결된 지식으로 강하게 저장된다. 머릿속에 오래 남는 지식이 되는 것이다.

질문으로 생각의 폭을 넓힌다: 비판적으로 바라보는 힘

스스로 질문을 했으나 불러올 지식이 부족할 수도 있다. 작업기억에서 기존 지식의 근거가 부족하다고 판단하면 부족한 근거를 찾겠다고 판단을 할 수 있다. 질문을 통해 자신이 모르는 것을 알아차리고 다시 학습을 시작하게 되는 것이다. 이와 관련하여, 전문간호사를 대상으로 동영상과 자료를 보고 예습을 하도록 한 연구가 있었다. 이 예습은 텍스트 자료에 메모하고 정리하며 질문을 만드는 방식이었다. 수업 시간에는 예습한 내용을 바탕으로 토론과 시뮬레이션 그리고 문제 풀이를 진행하였다. 그 결과 전문간호사의 비판적 사고 성향과 학습 성취가 눈에 띄게 증가했다고 보고했다(Lin 외, 2019).

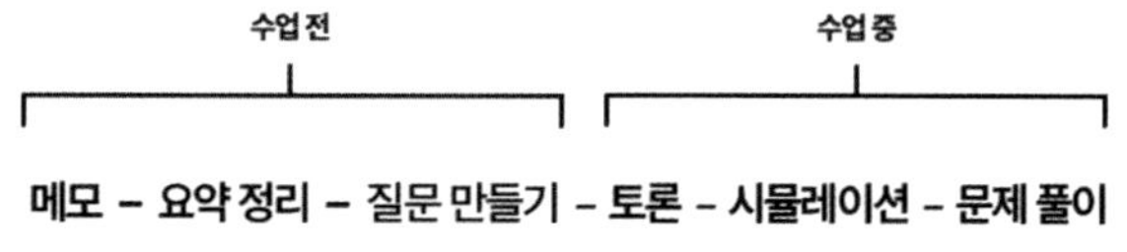

질문의 힘: 정보를 지식으로 변환하는 능동적 학습 루틴

이 연구를 보니 요약과 질문 만들기를 과제로 내주었던 교수님은 토론 학습을 유도하고 싶었던 것 같다. 깊은 뜻을 몰랐던 것 같다. 질문하면 깊이 있는 학습이 가능하다. 생각의 폭이 넓어지고 깊어진다. '질문'하면 떠오르는 사람이 있다. 바로 소크라테스다. 소크라테스가 끝없이 묻고 답하는 식으로 가르침과 깨달음을 주었다는 이야기는 널리 알려져 있다.

이제부터 질문 전략 세 가지를 소개하려고 한다.

첫 번째로 하버드대학교 교육대학원에서 학생들의 비판적 사고 능력을 키워 주기 위해 개발한 핵심 질문이 있다. 이는 바로 "What makes you say that?"이다. 이 질문은 **"무엇 때문에 그렇게 말하나요?"** 또는 "왜 그렇게 말하나요?"로 번역된다. 이 질문은 상대방이 자신의 대답에 대한 근거와 생각의 뿌리를 말하도록 유도한다. 질문에 답하는 과정에서 학생은 스스로 '내 생각이 어디서 비롯된 것인가?'를 성찰하게 된다.

두 번째로는 **학습 목표에 따라 질문**하는 방법이 있다. 예를 들어 '급성 호흡곤란 환자의 병태생리와 주요 증상을 설명할 수 있다'가 학습 목표라고 하자. "급성 호흡곤란 환자의 병태생리와 주요 증상과의 관계는 무엇인가?"라는 질문을 할 수 있다. 이 질문은 환자의 병태생리가 증상으로 어떻게 나타나는지 그 연관성을 찾게 한다. 학습 목표가 '환자의 호흡곤란과 관련된 간호진단을 내리고, 우선순위를 고려한 간호계획을 수립할 수 있다.'라고 하자. "환자의 호흡곤란과 관련된 간호진단은 무엇인가?", "호흡곤란 환자의 간호진단 유형별로 어떤 간호 중재가 필요한가?"라고 질문할 수 있다.

세 번째로 **사고 수준에 따라 질문**하는 방식이 있다. 낮은 사고 수준에 해당하는 질문을 하면 낮은 사고 수준의 답을 말한다. 반대로 높은 사고 수준에 해당하는 질문을 하면 높은 사고 수준으로 답한다. 단순히 기억을 묻는 질문을 하면 암기한 것만 답하게 된다. 더 이상 높은 수준의 생각을 할 필요가 없다. "내가 이 환자를 도와줄 다른 방법이 뭐가 있을까?"와 같이 높은 수준으로 질문해 보자. 느리지만 더 깊이 생각하여 답하게 된다. 결국 질문 수준이 사고 수준을 유도한다는 것이다.

이는 개정 Bloom의 교육목표 분류(Revised Bloom's Taxonomy)에 바탕을 둔 것이다(Anderson과 Krathwohl, 2001). 사고 수준은 기억(암기), 이해, 적용, 분석, 평가, 창의로 구분된다.

우리는 사고 수준에 따라 다음과 같은 질문을 할 수 있다.

- **기억**을 묻는 질문: "이 용어는 무슨 뜻인가요?"
- **이해**에 관한 질문: "왜 이런 증상이 나타나는 걸까요?"
- **적용**에 관한 질문: "이 원리를 실습 상황에 적용하면 어떻게 될까요?"
- **분석/평가**에 관한 질문: "이 환자 사례에서 중요한 정보가 무엇인가요?"
- **창의**에 관한 질문: "내가 이 환자를 도와줄 다른 방법이 뭐가 있을까요?"

가능하면 단순 기억을 묻는 질문보다는 이해, 적용, 분석/평가, 종합에 관한 질문을 해 보자.

질문을 받으면 장기기억을 인출하는 데 몇 초가 걸린다고 한다. 스스로에게 질문했으면 천천히 기억을 탐색해 보자. 비판적 사고는 느리게 생각하는 데서 온다. 질문은 생각의 경계를 깨는 도구다. 질문을 활용하여 비판적으로 사고하는 습관을 길러 보자.

질문으로 시작한다: 환자 파악과 임상 추론

임상 현장은 간호사가 환자 파악과 임상 추론을 통해 판단을 내리고 행동으로 옮기는 곳이다. 간호사가 스스로에게 질문함으로써 임상 추론하여 질 높은 간호를 제공할 수 있다. 환자 상태를 파악하거나 인수인계 과정에서 서로 소통을 명확히 할 때도 질문을 활용할 수 있다. 이제부터 임상 현장에서 질문이 필요한 상황을 네 가지로 제안한다.

■ 첫째, 간호사 자신의 추론 성찰

간호사 자신의 추론에 대해 스스로 질문할 수 있다. 간호진단을 내렸다면 다음과 같은 질문을 통해 추론의 근거와 타당성을 점검할 수 있다.

- "다른 간호진단은 없는가?"
- "그 진단을 내리는 데 바탕이 된 데이터는 무엇인가?"
- "그 상황에 대한 다른 해석은 없는가?"

■ 둘째, 환자 파악 및 중재 결정 지원

스스로에게 질문하면서 환자 상태를 더욱 자세히 파악할 수 있다.

- "환자의 주 호소는 무엇인가?"
- "활력징후 중 가장 주의할 항목은 무엇인가?"
- "환자가 호소하는 증상과 객관적 소견이 일치하는가?"
- "가장 먼저 해야 하는 간호 중재는 무엇일까? 왜 그렇게 생각하는가?"
- "환자에게 일어날 수 있는 합병증으로 어떤 것이 있을까?"

어떤 상황에서도 도움 되는 질문은 "왜?"이다. 임상에서 접하는 모든 사실과 검사 결과에 "왜?"를 붙여 질문해야 한다. 잠시 돌이켜 보면 코넬 노트로 필기할 때와 같은 원리이다.

■ 셋째, 명확한 인수인계 소통

인수인계할 때도 질문을 활용한다. 요즘에는 SBAR(Situation, Background, Assessment, Recommendation)를 사용하여 환자 정보를 빠짐없이 전달하는 경우가 많다(Haig 외, 2006). 인수인계 전에 환자 정보를 점검하는 질문을 해 보자.

SBAR 질문 가이드: 체계적 인계를 위한 핵심 질문

SBAR 영역	질문 예시
상황 (Situation)	환자가 불안정한 이유가 무엇인가요? 우선 대응해야 할 문제는 무엇인가요?
배경 (Background)	지난 24시간 동안 어떤 중재를 받았나요? 약 처방 중에 변경된 것이 있나요?
사정 (Assessment)	환자 상태를 가장 잘 설명해 주는 검사 결과가 무엇인가요? 통증 점수가 높아진 원인은 무엇인가요?
제안 (Recommendation)	다음 근무조 간호사가 가장 먼저 점검해야 할 것은 무엇인가요? 주치의에게 즉시 알려야 하나요?

■ 넷째, 각종 검사 결과 해석

각종 검사 결과를 해석할 때도 질문을 활용할 수 있다. 혈액 검사 결과의 의미를 해석하는 질문을 스스로에게 던져 볼 수 있다.

- "이 환자의 K^+ 수치가 낮은 원인은?"
- "저알부민혈증 환자에서 부종이 발생하는 이유는?"

- "혈당 수치가 높게 나왔는데 투여 중인 약물 중 이와 관련이 있을 만한 약물이 있나?"
- "이 검사 결과가 환자의 현재 증상과 어떻게 연결되는가?"
- "Lab data 중 가장 중요하게 해석해야 할 검사 결과는 무엇인가?"

이런 질문을 스스로에게 던지면 결과를 수치 그대로 나열하지 않고 의미를 해석하게 된다.

우리는 스스로에게 질문을 던져 정보를 구조화하고 판단을 명확히 할 수 있다. 자신의 판단을 돌아볼 때, 환자 파악이나 인수인계, 검사 결과를 해석할 때 질문을 습관화해 보자. 이는 환자의 문제를 더 빨리 인식하고 적절한 중재를 선택하며 동료와 더 효과적으로 소통하는 길이다.

2. 생각을 인출하기
  : 말하기, 설명하기, 글쓰기

말하기·설명하기: 빠른 인출과 피드백

간호학을 공부하는 이유는 인출하여 사용하기 위해서다. 질문하는 이유도 인출을 잘하기 위해서다. 인지심리학자들은 저장보다 인출이 중요하다고 말한다. 가장 강력한 인출 전략은 말하기와 설명하기다. 말하기와 설명하기는 즉각적으로 언어를 꺼내 표현하는 연습이다. 설명은 머릿속에서 꺼낸 지식을 다른 사람에게 이해시키기 위해 구조화하는 과정이다. 다른 사람에게 설명하려면 개념을 선별하고 정리해야 해서 깊은 이해로 이어진다. 설명하는 순간 여러 개념이 연결되면서 해마가 활성화되어 장기기억이 강화된다. 자신의 언어로 정리해 말하면 관련 스키마가 견고해지고 쉽게 떠올릴 수 있다. 여기에 시각·청각 정보와 정서적 경험까지 더해지면 기억은 더 오래 남는다.

공부에는 뜻이 없던 나는 대학교 1학년 해부학 과목에서 A 학점을 받았다. 친구가 쉬는 시간만 되면 잔디밭에 앉아서 자꾸 내게 온몸의 뼈 이름을 물었다. 친구의 질문 공세에 답하다 보니 암기가 절로 된 것이다. 당시엔 귀

찮았는데 돌아보면 그 친구에게 감사할 일이다.

신규간호사들은 처음에 말하는 것을 주저한다. 신규간호사의 목소리를 인계 시간 외엔 들을 일이 없다. 나는 신규간호사가 말문을 트도록 돕는 것부터 시작했다. 방법은 간단하다. 전체 인계를 시작하기 전에 신규간호사에게 물었다. '오늘 기분이 어떤가요?', '식사는 하고 출근했나요?'처럼 가벼운 질문으로 시작했다. 신규간호사가 무슨 대답이라도 하면 무조건 공감 반응을 보이고 나서 인계를 시작했다. 처음엔 대부분 쭈뼛거리면서 겨우 답한다. 그러다 어떤 대답을 해도 안전하다는 것을 알고는 점차 목소리에서 두려움이 사라진다. 신규간호사가 말할 때면 선배들도 눈을 마주치며 귀 기울여 듣고 호응했다. 이 과정이 말문을 트기 위한 큰 그림이라는 것을 이미 겪어 알고 있었기 때문이다.

그렇게 말문을 트고 나면 다음부터는 배운 것과 정리한 것과 느낀 것을 말해 보도록 했다. 현장 교육 기간에 신규간호사가 배운 것을 정리해 오면 말로 설명해 보라고 했다. 설명하는 내용을 평가하는 데는 관심이 없었다. 자신 있고 당당하게 설명하도록 돕는 것만이 관심사였다. 그래야 자꾸 말하고 설명하고 싶을 테니까 말이다. 말문이 틔어야 생각을 말하고 배운 것을 말로 전달할 수 있다. 선순환의 길로 들어서는 것이다.

혼자 공부할 때도 중얼거리듯 해 보자. 친구에게 알게 된 것을 설명하고 질문하자. 환자에게 설명해 보면 막히는 지점이 있다. 그 지점이 내가 모르는 부분이다. 그럼 공부해서 다음 기회에 설명하면 된다. 임상 현장에는 말하고 설명할 기회가 많다. 공부를 굳이 글로 할 필요가 없다. 간호 학생은 실습 전에 개념을 복습하고 실습을 설명의 기회로 활용하자. 실습은 모르는 것을 확인하는 기회가 되기도 한다. 간호사는 강의를 듣거나 공부하면 기억에서 사라지기 전에 환자나 동료에게 설명하자. 설명할 때의 감정과 행동과 결합하여 오래 기억에 남을 것이다.

설명보다 강력한 학습은 가르치는 것이다. 나는 컨퍼런스에서 간호사들에게 항암제를 한 종류씩 맡겨 강의를 준비하도록 했다. 간호사들은 "강의를 하라구요?"라며 술렁였다. 하지만 발표할 때보다 훨씬 더 깊이 공부하고 자신만의 언어로 정리해 강의했다. 그 결과 훌륭한 학습 자료가 만들어졌고 두고두고 참조할 수 있는 자료가 만들어졌다. 강의는 듣는 사람에게도 유익하지만 강의를 준비하고 말하고 설명하는 강사에게는 더 큰 배움이 된다.

친구들끼리 스터디 그룹을 만든다면 이렇게 해 보자. 각자 개념을 요약하여 자신이 선호하는 방식으로 정리해 오자. 코넬 노트나 마인드맵, 개념도, 엑셀 도표 등 무엇이든지 좋다. 주요 개념별로 질문을 만들어와서 서로에게 질문해 보자. 질문에 답하면서 토론으로 이어질 수도 있다. 각자 정리한 방식을 간단히 소개해 보자. 서로 벤치마킹이 될 수 있다. 정리해 온 내용은 공유해도 좋다. 내가 미처 생각지 못한 것을 친구가 더 멋지게 정리해 왔을 수도 있다. 정리본을 모으면 그 부서의 보물이 될 터이다. 고심하면서 정리한 내용을 굳이 참조하지 않고도 일할 수 있는 날이 온다. 어느새 머릿속에 모두 저장되었다는 뜻이다. 나중에 또 나와 같은 신규간호사가 오면 정리 자료를 선뜻 내어줄 수 있다.

임상 현장에서 말하기·설명하기는 매우 중요하다. 근무 교대할 때 간호사 간 인수인계도 말하기·설명하기이다. 환자의 상태가 나빠졌을 때 의사에게 알리는 것도 말하기·설명하기이다. 많은 신규간호사가 가장 어려워하는 것이 인수인계와 의사에게 알리는 것이다. 말하기·설명하기를 잘하려면 어떻게 해야 하는지 다시 거꾸로 생각해 보자. 환자의 상태와 간호계획 또는 제안 사항을 자신의 언어로 말하고 설명할 수 있어야 한다. 그러려면 환자의 질환과 증상 또는 약물이나 검사에 관한 병태생리학적·약리학적 이해가 있어야 한다. 결국 기초지식을 쌓아 자신의 스키마로 만들어야 한다고 말할 수밖에 없다.

오래전 강의를 마치고 소감을 나누던 자리에서 어느 3년 차 간호사가 이렇게 말했다. "입사 이후 병원에서 제 생각을 말해 본 건 처음인 것 같네요." 나는 그 말을 아직도 기억한다. 그동안 말하고 설명하는 것이 중요하다고 수없이 강조해 왔다. 정작 임상 현장이 말을 편안히 할 수 있는 공간이었는지 스스로 되묻게 된 순간이었다. 신규간호사가 자기 생각을 말할 수 있으려면 그 말을 듣고 존중해 주는 분위기가 전제되어야 한다. 결국 말하기와 설명하기가 살아나려면 이를 지지하고 북돋는 조직 문화가 자리 잡아야 한다. 이에 대해서는 이 책 뒷부분에서 더 깊이 다룰 것이다.

글쓰기: 생각을 꺼내고 구조화하는 힘

글을 쓰는 것은 생각을 눈에 보이게 드러내는 것이다. 글을 쓰는 과정에서 인출을 강화하고 사고를 명확하게 할 수 있다. 이때 단순한 필기가 아니라 자신의 언어로 재구성하는 과정이 중요하다. Part 4에서는 요약·개념도·비교표처럼 장기기억에 저장하기 위한 글쓰기를 다뤘다. 이번에 다루는 글쓰기는 장기기억에서 인출하기 위한 것이다. 학습이나 경험으로 저장해 둔 지식이나 생각을 인출하기 위한 글쓰기에 대해 살펴보자.

글쓰기는 시간을 들여 자신의 언어로 문장을 만들어 기록하는 것이다. 글을 쓰려면 장기기억에서 끌어온 지식을 작업기억에서 조직화하여 글로 산출한다. 글은 논리적 완결성을 요구하기 때문에 글을 쓰는 사람은 더 깊은 이해가 있어야 한다. 결과적으로 해마와 전두엽이 활성화되어 장기기억이 강화된다. 다만 시간이 오래 걸린다. 글은 기록으로 남아 반복 검토와 수정이 가능하다. 이 과정에서 인출이 강화되고 이해가 깊어진다. 글쓰기는 성찰과 메타인지의 수단이 된다. 이에 대해서는 뒤에서 깊이 살펴볼 예정이다.

글쓰기는 꼭 문장만으로 할 필요는 없다. 마인드맵 소프트웨어를 사용하면 쉽게 생각을 인출하여 글로 쓸 수 있다. 아무 단어나 생각나는 대로 적어보면 된다. 그러다 생각이 더해지면 분류한다. 주요 분류 틀이 잡히면 분류에 따라 생각나는 내용을 추가하고 문장으로 정리할 수도 있다. 나는 무언가 해야 하는데 막막하면 마인드맵 프로그램을 열었다. 그러고는 생각나는 단어를 무작정 적는 것으로 시작했다. 공부나 다른 일상적인 계획을 세울 때도 마찬가지다. 생각나는 개념들을 순서 없이 적다가 더 이상 생각나지 않을 때 큰 줄기를 잡아서 분류한다. 이제 그 분류를 단서로 더 생각나는 것을 적으면 된다. 아래는 내가 오래전 연구를 준비하면서 계획을 구상한 사례이다.

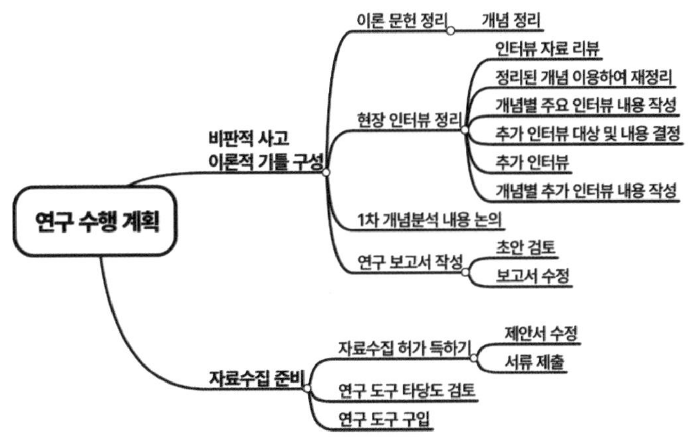

생각의 물꼬를 트는 마인드맵: 연구계획 사례

우리는 흔히 강의를 들으면서 필기하는 경향이 있다. 필기가 빼곡한 자료를 보면서 공부를 많이 했다고 뿌듯해하기도 한다. 최근에 수강한 어떤 교육과정에서의 일이다. 이 교육과정에서는 강의 중에 필기하지 않도록 안내를 받았다. 수업을 마친 후 또는 책 한 단원을 읽고 나서 생각나는 것을 적으라고 했다. 그런데 이게 무슨 일인가? 생각나는 단어가 거의 없었다. 30분 강의들은 내용이 하나도 머릿속에 남아 있지 않은 것이다. 책 한 단원을 읽었는데 아무 내용도 기억나지 않는 것이다. 이런 식으로 강의를 듣고 책을 읽었다니 좌절할 뿐이었다.

다음 강의부터는 집중해서 강의를 들었다. 책을 읽을 때도 깊이 이해하며 읽으려고 노력했다. 하지만 쉽게 나아지지 않았다. 수십 번의 과정을 거치면서 기억하여 적는 내용이 조금씩 늘어났다. 교육과정을 마칠 즈음에는 적을 수 있는 내용이 제법 많아졌다. 배운 것을 기억해서 적으려면 키워드가 작업기억에서 유지되도록 해야 한다. 그러려면 내가 알고 있던 지식을 인출해서 함께 청킹해야 한다. 작업기억이 쉬지 않고 일하게 해야 하는 것이다.

인출하는 글을 써 보면 안다고 자신할 수 있는 내용이 생각보다 적다는 것에 놀란다. 인출 글쓰기를 하면 나 자신의 언어로 지식을 짜맞출 수 있다. 진짜 학습 효과를 결정짓는 것은 인출 글쓰기다. 저장 글쓰기는 정리된 자료로 남지만 인출 글쓰기는 머릿속에 남는다. 저장하는 글을 쓰면 지식의 체계가 잡히고 훗날 참고할 자산이 된다. 학습의 출발점인 셈이다. 인출하는 글을 쓰면 기억을 강화하고 나중에 써먹을 수 있게 된다. 학습의 완성 단계다.

임상에서 하는 간호기록이나 각종 보고서 작성도 인출 글쓰기이다. 요즘엔 간호기록을 도와주는 전산화된 간호기록 분류체계를 사용하기도 한다. 간호진단 등 분류 기준에 따라 선택하여 기록할 수 있다. 이렇게 데이터베이스를 기반으로 기록하면서 환자 상태를 파악하기 어려워졌다고 한다. 한 연구에서 전자 간호기록은 효율적이지만 환자별 특성이 드러나지 않는다고 했다. 동료의 기록을 보고 배우거나 의견을 나눌 계기가 부족해졌다고도 했다(황현미 외, 2024). 표준화된 기록시스템의 도움을 받되 때로 스스로 생각해서 하는 기록도 필요하다. 평소 '간호학 대사전 심성 어휘집'을 풍부하게 관리하고 자주 인출해 써 보자. 바람직한 어려움을 딛고 성장할 수 있다.

말하기와 글쓰기, 함께 써야 효과적이다

내가 강의할 때 마무리에 꼭 넣는 순서가 있다. 수강생들에게 오늘 강의에서 마음에 와닿았던 키워드를 적은 후 말로 설명하게 하는 것이다. 여기에는 두 가지 이유가 있다. 우선 망각이 진행되기 전에 기억에서 하나라도 붙잡게 하려는 것이다. 다음으로 여러 사람 앞에서 말한 기억이 감정과 연결되어 강하게 남게 하려는 것이다.

말하기·설명하기와 글쓰기는 모두 생각을 꺼내는 강력한 인출 전략이다. 말하기와 설명하기는 순간적 인출을 강화한다. 글쓰기는 자신만의 언어로 지식이나 생각을 구성해 기억을 견고히 한다. 말하기·설명하기와 글쓰기를 함께 활용할 때 학습이나 사고의 효과는 극대화된다. 간호 학생이라면 마인드맵으로 공부 계획을 세우고 친구와 서로 설명하며 학습일지를 써 보자. 간호사라면 따로 시간을 내지 않아도 된다. 인수인계와 간호기록은 매일 반복되는 일상이다. 자신의 언어로 인계하고 간호기록을 작성하면서 일상적으로 인출 훈련을 할 수 있다.

환자와 가족이 궁금해하는 것을 되도록 많이 설명해 주자. 중요한 내용은 설명하면서 메모해 주자. 환자의 이해 여부를 확인해 보자. 환자가 이해했는지 확인하려면 설명한 것을 말해 보게 하면 된다. 학습 전략은 간호사뿐 아니라 환자에게도 적용할 수 있다.

3. 나 혼자보다 우리 함께 생각하기
   : 토론의 힘

왜 토론이 필요한가: 함께 생각하기의 힘

　토론은 하나의 주제에 대하여 여럿이서 생각을 인출하는 것이다. 토론은 질문하기, 말하기, 설명하기가 동시에 일어나는 활동이다. 토론 내용을 기록하여 시각화할 수도 있다. 연구 결과, 토론 학습은 간호대학생의 비판적 사고 성향을 향상시켰으며, 도덕적 판단 증진과 논증적 능력 향상에도 효과적임이 보고되었다(이선희와 김순희, 2017; Cariñanos-Ayala 외, 2021; Kim과 Park, 2019). 토론은 머릿속에 저장된 지식과 생각을 꺼내고 서로 비교하며 자신의 언어로 표현하게 만드는 학습과 사고 전략의 종합 세트이다.

　토론 장면을 떠올려 보자. 토론에서는 말하는 사람과 듣는 사람이 있다. 혼자서 말하는 것만으로도 강력한 인출 효과가 있다. 토론에서는 여러 사람이 생각을 말하고 그 말을 듣고 생각하는 장면이 이어진다. 따라서 토론의 인출 효과는 더욱 강력하다. 동료의 의견을 자신과 비교하고 대조하면서 모르던 것을 알게 된다. 편견에서 벗어날 수 있다. 개인 차원에서는 해낼 수 없는 사고의 확장이 토론을 통해 이루어진다. 시너지 효과로 생각지 못한 결과물을 끌어낼 수 있다.

흔히 토론에 앞서 사회자를 정한다. 사회자는 토론 주제와 취지를 소개하고 질문을 던진다. 좋은 토론은 좋은 질문에서 시작된다. 토론에서도 생각을 끌어내는 질문이 필요하다. 개정 Bloom의 교육목표 분류(Anderson과 Krathwohl, 2001)를 바탕으로 사고 수준에 따라 설계된 질문을 할 수 있다. 질문은 단순히 기억한 것을 묻는 것부터, 이해, 적용, 분석, 평가, 창의에 관한 질문으로 나눌 수 있다.

■ 사고 수준에 따른 질문 예시

끌어내고자 하는 사고 수준에 맞게 다음과 같이 질문하여 비판적 사고를 촉진할 수 있다.

- **기억**: "무엇부터 하면 될까요?"
- **이해**: "설명해 보세요."
- **적용**: "다른 상황에 적용한다면 어떻게 될까요?"
- **분석**: "두 방식의 차이는 무엇일까요?"
- **평가**: "이 선택이 더 나은 이유는 무엇일까요?"
- **창의**: "다른 해결 방법은 없을까요?"

간호 현장에서 배우는 토론의 가치

지금은 거의 사라졌지만 예전에는 병동 단위의 컨퍼런스를 정기적으로 시행했었다. 나도 신규간호사 시절부터 매월 열리는 컨퍼런스에 참석했었다. 컨퍼런스는 잘 몰랐던 내용에 대해 깊이 있게 공부할 기회가 되었다. 선배들의 비결을 전수받을 수도 있었다. 간호하기 어려운 환자의 사례 연구를 들으며 배우는 기회도 되었다.

파트장이 되고 나서도 컨퍼런스는 유용했다. 컨퍼런스 때 발표하는 간호사를 보고 엄청난 지식의 보유자라는 걸 알게 된 적도 있었다. 컨퍼런스 끝에는 문제해결 미팅이 열리는 것이 보통이었다. 이때는 병동의 현안에 대해 논의했다. 이때 내가 중요하게 생각한 것이 있다. 그것은 누구나 자유롭게 의견을 표할 수 있도록 편안한 분위기를 유도하는 것이었다.

예전에 열렸던 컨퍼런스는 지금에 와서 보면 자율성과 시간외 근무라는 맥락에서 원칙에 어긋날 수 있다. 초번 간호사가 자발적이라기보다는 관리자의 제안으로 일찍 출근해서 참여하기도 했으니 말이다. 지금이라면 이런 방식은 적절하다고 볼 수 없다. 하지만 그 속에서 간호사들은 함께 고민하고 성장할 수 있었다.

간호사는 교대근무 하면서 업무로 서로 영향을 주고받는 일이 많다. 관리자가 혼자 결정하기보다 함께 논의하여 결정하면 동기부여도 되고 주인의식도 생겼다. 때로는 일하면서 윤리적 딜레마에 빠지기도 한다. 죽음이 늘 가까이 있었던 병동에서는 더욱 그러하다. 나는 간호사들과 함께 토론하면서 딜레마를 극복했다.

간호사들은 토론을 통해 생각을 발전시켜 나갔다. 혼자일 때보다 더 나은 생각을 함께 해낼 수 있었다. 자신의 의견을 말하고 동료의 생각에도 귀를 기울였다. 선후배 간이라도 동등한 상황에서 토론하는 모습에서 수평적인 조직 문화를 체감할 수 있었다. 토론을 통해 간호사들은 간호단위에서 일어나는 문제해결에 참여하였다. 성취감을 느끼고 동기부여 되며 문제해결 방식을 서로 학습하였다. 평소엔 바빠서 미처 돌아보지 못했던 환자 간호와 중요한 주제들을 함께 깊이 생각해 보는 기회가 되었다.

토론을 처음 시작했을 때는 간호사들 모두 어색해했다. 긴장감과 두려움이 흐르는 것 같았다. 그래서 처음엔 우리의 존재 이유를 주제로 시작했다. '간호란 무엇인가?' 같은 주제였다. 사실 우리 간호사들에게는 존재의 당위성을 다루는 주제이지만 실제로 이를 말로 표현해 내기는 어려울 법했다. 그런데 우리 간호사들은 저마다 자신이 일하면서 경험한 것을 토대로 담담하게 토론했다. 아마도 신규간호사 때부터 말문을 트여 놓은 덕분인 것도 같았다. '행복'에 관해서도 토론했다. 행복은 누구에게나 공통된 주제가 아닐까 해서다.

이렇게 해서 토론은 자신의 생각을 표현하는 자리라는 인식이 자리 잡았다. 중증 환자가 많은 병동의 특성상 늘 보게 되는 '죽음'에 관해서도 토론했다. 임종 환자를 보면서 느끼게 되는 딜레마와 어떻게 극복할 것인가에 대해서도 토론했다. 소진되지 않도록 각자의 생각과 경험을 나누는 계기가 되었다. 한번은 어디까지 사후환자 관리를 해 줄 것인가에 대해 생각을 나누기도 했다. 사망 환자 간호는 간호사의 가치관에 따라 접근이 다를 수 있다. 서로 다른 방식이 후배 간호사에게는 낯설게 느껴지기도 했다. 이런 차이를 조율하는 데도 토론이 중요한 역할을 했다. 토론은 다양한 관점의 간호를 존중하고 균형 있게 받아들이는 기회가 되었다.

토론에 익숙해지자 간호사들은 간호 현장의 문제로 논의를 확장하였다. 간호하기 어려운 환자에게 어떻게 접근하면 좋을지 함께 고민했다. 새로운 프로세스를 도입할 때 시범운영을 어떻게 할 것인가? 환자의 퇴원 준비를 어떻게 하면 효율적 체계적으로 할 수 있을까? 신규간호사가 독립할 때 선임 간호사가 무엇을 어떻게 코칭할 것인가? 간호기록의 질이 떨어진다 싶었을 때 어떤 기록을 빠짐없이 하도록 할 것인가를 논의했었다.

간호사들이 의사 표현을 부담 없이 할 수 있도록 나는 주로 서기 역할을 맡았다. 마인드맵 소프트웨어인 ThinkWise를 이용하여 간호사들이 말하는 내용을 빠짐없이 기록하였다. 생각을 시각화한 것이다. 간호사들은 자신이 말한 것이 구조화되는 것을 모니터로 보았다. 생각을 시각화하면 눈으로 보기 때문에 듣기만 한 것보다 더욱 인출을 촉진한다. 이렇게 활성화된 분위기에서 다양한 의견을 분류하고 정리할 수 있었다. 짧은 시간 내에 해결 방안을 도출하고 바로 병동 운영에 반영하는 것으로 마무리했다. 이처럼 토론은 질문하기, 말하기, 설명하기, 글쓰기까지 모두 종합하여 간호사다운 사고를 키우는 최고의 활동이다.

간호사들은 때로 환자와의 갈등을 경험하기도 한다. 감정적으로 힘든 상황을 겪은 후 여럿이 둘러앉아 경험을 나누고 감정을 나눈 적이 있었다. 이처럼 일상의 돌발 사건들을 함께 성찰하는 자리는 서로의 회복력을 키워 주는 시간이 되었다. 간호사들이 감정을 표현하고 서로의 경험을 듣고 위로할 수 있었던 것은 그동안 만들어 온 소통의 분위기 덕분이었다. 임상 현장은 늘 생사의 경계에 있다. 때로는 상식 밖의 사건이 일어나기도 한다. 그 가운데 간호사들의 감정과 생각을 소통하고 표현해 오던 장이 치유의 장으로 작용한 것이다. 토론은 학습과 비판적 사고를 위한 수단만이 아니다. 서로의 마음을 들여다보고 함께 살아가는 법을 배우는 장이기도 하다.

임상 현장에서 논의하여 결정할 일은 많다. 사실은 이 책을 읽는 간호

사 여러분은 이미 매일 토론하고 있었을 것이다. 꼭 회의 자리에 앉아서
만 토론이 이루어지는 것은 아니다. 인수인계 중의 짧은 대화, 업무 중 동
료와의 협의, 보다 나은 환자 간호와 업무 프로세스를 정립하기 위한 논
의. 이 모든 것이 토론이다. 간호는 혼자서 할 수 있는 일이 아니다. 여럿
이 마음을 모으고 생각을 나누며, 방향을 가다듬어 가며 하는 일이다. 그
과정에서 토론은 함께 성장하는 지름길이다.

4. 경험 속에서 원리를 찾아내기
: 간호 스크립트 구성하기

경험을 원리로 바꾸기: 배워서 써먹기

간호사는 지식을 적용하는 직업이다. 그렇다면 지식을 임상에서 어떻게 써먹을 수 있을까? 신규간호사는 학교에서 배운 지식이 하나도 생각나지 않는다고 말한다. 임상에서 자신의 지식과 구체적인 경험을 새롭게 연결하는 것이 우선이다. 그러고 나면 경험이 연결된 지식을 드디어 꺼내서 활용할 수 있다. 복잡한 전자기기를 샀다고 하자. 사용 설명서를 읽기만 하고 작동해 보지 않으면 기기를 사용할 수 있다고 말하기 어렵다. 설명서를 읽고 곧바로 기기를 사용해 보아야 실제로 써먹을 수 있다. 설명서만 읽은 것과 실행하는 것의 경험은 하늘과 땅 차이이다.

현장 교육이 끝날 즈음에 신규간호사들은 불안해한다. 과연 내가 잘할 수 있을까? 독립에 대한 두려움은 대부분의 신규간호사가 표현한다. 그런데 막상 독립하면 얼굴에 생기가 돈다. 자신감이 차오르는 것이 보인다. 왜일까? 주체적으로 생각하고 판단하여 실행하기 시작했기 때문이다. 글과 말로 보고 듣고 배우기보다 스스로 생각하며 행동하는 것이 훨씬 강력한 학습이기 때문이다. 신규간호사는 관찰하며 배우는 것보다 주체적으로 환자를 돌보는 경험을 통해서 더 많이 발전한다.

그렇다면 주도적으로 환자를 돌보는 시간을 어떻게 하면 배움의 과정으로 연결할 수 있을까? 앞에서 간호학 기초지식을 학습하여 스키마와 심성 어휘집을 구성하는 것이 중요하다고 했다. 그러고는 스키마에 경험을 지식과 연결해야 한다고 했다. 여기서 경험은 단순하게 겪는 것을 의미하는 것이 아니다. 다양한 환자를 간호한 경험에서 공통된 원리와 규칙을 뽑아내어 패턴으로 인식할 수 있어야 한다. 그래야 인식한 패턴을 작업기억에서 처리하여 장기기억으로 저장할 수 있다. 나중에 비슷한 상황을 접하면 저장해둔 경험적 지식을 인출하여 다시 써먹을 수 있다. 이렇게 경험적 지식을 저장해 둔 간호사는 환자 상태를 빠르게 파악하고 중재할 수 있다.

'스크립트'라는 개념은 의학교육에서 출발했다. 의사들은 진단을 내릴 때 환자의 이야기, 증상, 검사 결과를 연결하여 머릿속에서 '질환 스크립트'를 만든다. 이 스크립트는 맥락, 원인, 결과의 세 요소로 구성된다. 예를 들어, 폐렴 환자의 경우 '흡연/노령(맥락) → 폐포의 염증과 삼출(원인) → 발열/기침/호흡곤란(결과)'로 정리되는 식이다. 경험이 많은 의사는 환자를 보는 순간 머릿속에서 빠르게 스크립트를 호출할 수 있게 되는 것이다(Custers, 2015). 이러한 의학적 스크립트 형성 원리를 이해하면 간호학적 스크립트로 발전시킬 수 있다.

여기서 잠시 스키마와 스크립트를 비교해 보자. 스키마는 해부학, 생리학, 약리학, 성인간호학처럼 과목 수준의 큰 지식 구조이다. 스크립트는 환자 경험을 통해 형성된 구체적인 지식 묶음이다. 의학의 질환 스크립트에 더하여 돌봄을 해석하고 계획하는 틀로 간호학적 스크립트를 발전시킬 수 있다. 환자를 돌보면서 경험하는 질환, 병리기전, 증상/징후, 간호진단, 간호중재 같은 구체적인 경험이 쌓이면 스크립트가 형성된다. 스크립트는 간호사가 경험을 통해 머릿속에 쌓아둔 '패턴 인식 틀'이다. 간호사의 스키마는 여러 경험적 스크립트가 누적·연결되며 점점 더 풍부해진다. 스크립트에 연결된 여러 단서를 통해 환자가 어떤 상태에 있는지 해석하는 데 도움이 된다.

신규간호사들은 처음에 임상 현장에서 시스템 2처럼 느리고 분석적인 사고를 하므로 큰 노력이 필요하다. 이후 경험을 반복하면서 익숙해지고 자동화되어 시스템 1의 직관적인 판단에 가까운 속도로 사고할 수 있다(카너먼, 2012). 임상 현장에서는 느리고 차분하게 시간을 두고 숙고하기가 어렵다. 간호 스크립트를 미리 정리하면 지금 환자가 어떤 상태에 있는지 빠르게 해석하고 판단하는 데 도움이 된다.

오래전 일하던 병동에서의 일이다. 입원하기 위해 간호사실로 오는 환자를 보기만 해도 간호사들은 질환명을 정확하게 유추했다. 비슷한 증상과 징후를 나타내는 환자를 반복해서 경험한 결과 패턴으로 인식했기 때문이다. 황달로 노랗다 못해 검어진 피부와 공막, 복수로 불룩해진 복부, 가늘어진 팔과 다리, 가슴까지 거미줄처럼 퍼져있는 비정상적인 복부 정맥 확장. 눈에 들어오는 모습이 단서로 작용하여 '간경변증 환자네'라고 짐작한다. 환자가 보여 주는 단서와 일치하는 '간경변 환자의 스크립트'를 장기기억에서 인출한 것이다.

간호사들은 경험을 통해 질환이나 증상 및 간호진단과 간호중재 스크립트를 차곡차곡 쌓아 간다. 학생이나 신규간호사는 이런 스크립트가 아직 형성되지 않은 상태다. 따라서 선배 간호사들보다 판단 속도가 느리다. 신규간호사들은 이런 차이 때문에도 좌절하는 것 같다. 그런데 이 차이는 당연하다. 다만 이 차이를 줄일 수는 있다. 간호 학생 때부터 혹은 신규간호사 때부터 스크립트를 작성하는 것은 어떨까? 간호 학생은 시뮬레이션 랩이나 임상에서 실습을 마치고 작성해 보자. 신규간호사라면 바로 시작하면 된다. 경험으로 자연스럽게 스크립트가 형성되기를 기다리기에는 그 시간이 너무 길다. 그 사이에도 나에게 건강을 맡긴 환자들은 너무 많다.

경험을 지식으로 정리하기: 스크립트 작성하기

그러면 이제부터 스크립트를 어떻게 정리해 두면 활용하기 좋은지 살펴보자. 우선 경험을 흘려보내지 않으면 된다. 익숙하지 않은 환자를 돌보면 환자의 증상과 진단명, 치료와 간호 등을 정리한다. 경험 속에서 원리와 규칙을 발견하여 기록하는 것이다. 스크립트를 만들려면 먼저 기초가 되는 스키마가 필요하다. 해부학, 생리학, 병리학, 약리학 같은 기초지식이 연결된 스키마 위에 경험을 정리하면 체계적인 스크립트를 정리할 수 있다.

입원하는 환자는 대부분 진단을 받고 치료 계획을 세운 상태에서 입원한다. 따라서 간호사는 입원 목적에 따라 질환의 증상이나 치료 목적에 따라 간호행위를 한다. 그러므로 간호 스크립트를 작성할 때는 질환과 상황에 따른 스크립트가 도움이 된다. 질환별 스크립트는 심근경색증, 폐렴같이 질환 중심으로 스크립트를 만드는 것이다. 상황별 스크립트는 항암치료 시 간호, 위절제수술 전후 간호처럼 특정 맥락에서 할 일 중심으로 정리한다. 이렇게 정리해 두면 머릿속에 해당 스크립트에 관한 절차지식이 정리된다. 실제로 환자를 돌볼 때 빠르게 대처할 수 있다.

간경변 스크립트는 만성 음주나 바이러스성 간염 등 원인에 따른 결과를 간세포 손상과 섬유화라는 병태생리로 연결한다. 이에 따라 복수, 비장 비대, 황달 등 '징후'가 악화되면 정맥류 출혈, 복막염, 간성 뇌증의 '합병증'으로 이어지는 단계를 보여준다. 징후나 합병증에 따라 체액 과다, 출혈위험성, 감염위험성, 영양불균형, 급성 혼돈의 '간호진단'을 내린다. 이후 각 간호진단에 따라 '간호중재'를 연결한다. 스크립트를 정리해 두면 간경변 환자를 처음 접했을 때도 빠르게 파악하고 중재할 수 있다.

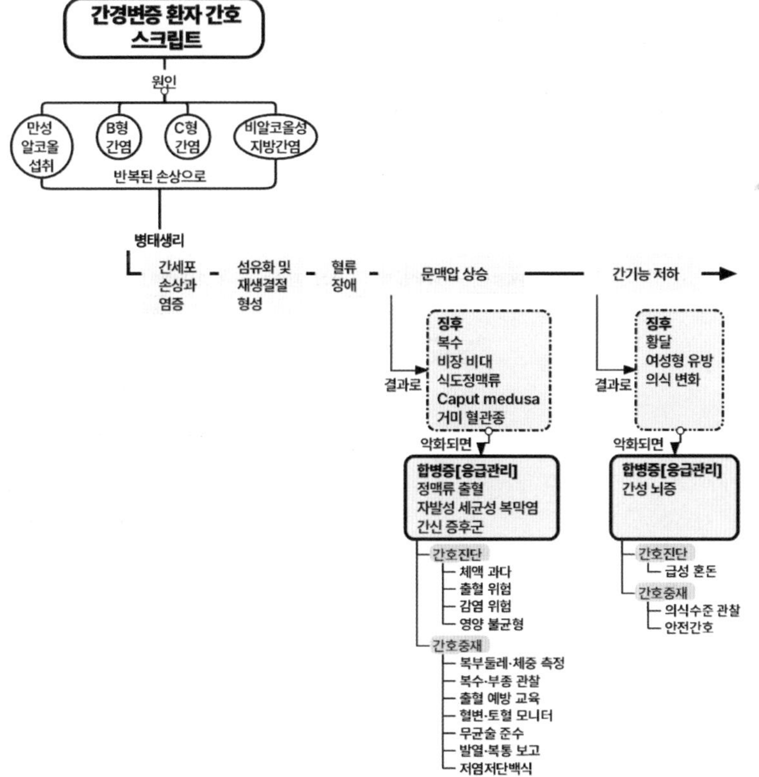

간경변 환자 간호 스크립트

흉관 삽입 환자 스크립트는 상황별 스크립트의 예시이다. 원인(외상, 수술 후 합병증, 기흉, 혈흉 등)에 따른 결과를 병태생리(흉막강 압력 변화, 폐 확장 장애, 산소화 저하)로 연결한다. 이에 따라 징후(호흡곤란, 삽입 부위 통증, 배액량/색 변화)가 악화되면 합병증(흉관 막힘, 감염, 출혈, 재팽창성 폐부종)으로 이어짐을 보여 준다. 징후나 합병증에 따라 간호진단(비효율적 호흡 양상, 감염 위험, 급성 통증, 출혈 위험)을 내리고 각 진단에 따라 간호 중재를 연결한다. 스크립트를 통해 어렵게 여겨지는 흉관 환자 간호를 매끄럽게 수행할 수 있다.

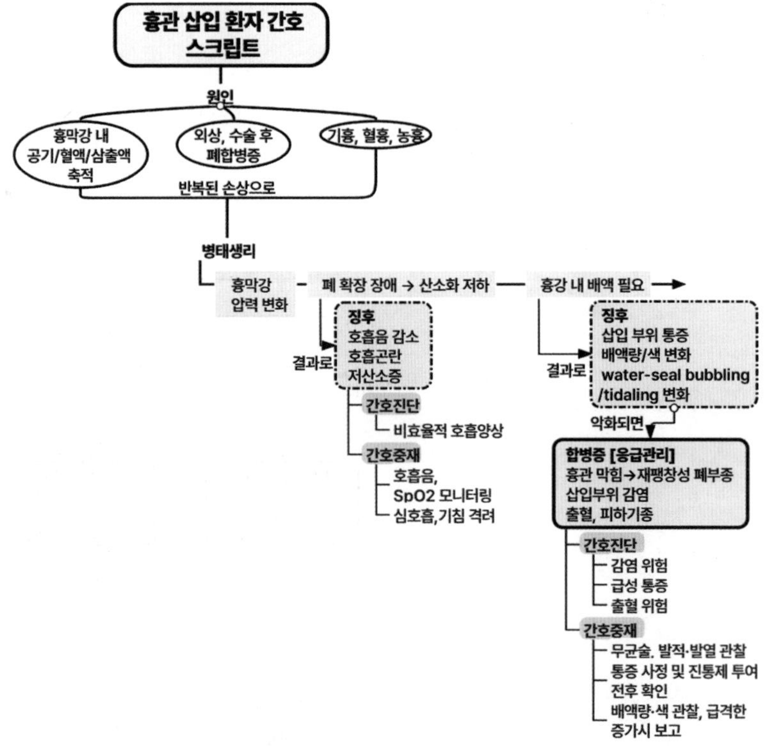

흉관 삽입 환자 간호 스크립트

새로운 환자 간호를 경험할 때마다 스크립트를 만들어 보자. 스크립트를 정리하는 사이에 이해하고 저절로 암기되어 있을 것이다. 스크립트 정리 자체가 임상 추론을 훈련하는 과정이다. 스크립트를 만들어 놓으면 더 어려운 환자를 돌보게 될 때 깊이 있는 사례 연구에서 활용할 수 있다.

5. 신규간호사 현장 교육에서 배운 것 써먹기
  : 첫 성공 경험하기

신규간호사들이 임상에서 가장 먼저 겪는 어려움은 현장 교육 기간이다. 현장 교육이 체계화되어 있는 곳에서는 학습해야 할 분량이 많은 편이다. 익숙하지 않은 환경에서 실수도 잦고 하루에도 몇 번씩 '잘할 수 있을까?'하는 고민이 밀려온다. 그나마 이곳은 나은 편이다. 병원 규모가 작아질수록 신규간호사가 현장 교육 기간 동안 도움받을 수 있는 시스템이 부족한 곳도 있다. 물론 요즘엔 현장 교육 전담간호사가 배치되어 있다. 아직 정착 단계인 곳에서는 지원이 충분하지 않게 느껴질 수도 있다. 이 책이 그런 상황에서 도움이 되었으면 한다. 그런데 실제로 현장 교육에 써먹으려면 생각이 나지 않을 수 있다. 그래서 앞서 설명한 이론을 현장 교육 기간에 적용하도록 안내하려 한다.

임상 현장에서 배우기: 질문하고 직접 수행하며 익히기

첫 번째는 **'연결하기'**다.

환자의 병태생리와 약리 지식을 맥락에 맞게 적용하는 것이다. 머릿속 스키마를 활성화하는 것이다. 출근하면 인계를 받는다. 알고 있던 환자도 있고 새로 입원해서 처음 보는 환자도 있을 것이다. 인계받을 때는 EMR 기록을 보고 설명을 듣는다. 그럼 내 머릿속의 관련 스키마가 활성화되며 환자의 병태생리와 연결된다. 환자에게 투여하는 약리 지식도 연결하여 이해한다. 약물의 작용 원리가 이해되지 않으면 '그럴 수 있어'라고 넘어가고 메모해 두자. 내가 모르는 것을 알게 되었다니 얼마나 다행한 일인가?

두 번째는 '**인출하기**'이다.

말하고 설명하고 직접 해 보면서 인출하면 기억을 강화할 수 있다. 인수인계를 마치고 병실을 순회하며 근무 시작을 알리고 인사한다. 순회할 때는 인계받은 내용 중 키워드를 짧게 말하거나 설명한다. 그러면 환자들은 내가 인계를 받아서 알고 있다는 것에 안심할 것이다. 투약 준비 중에 약명이나 용량이 혼동될 때는 생각을 소리 내어 말하면서 준비하자. 내 말소리를 듣는 효과도 있고, 장기기억을 깨우는 효과도 있다. 어떤 간호를 할 것인지 혼잣말로 계획해도 좋다. 말하고 설명하고 해 보아야 내가 무엇을 모르는지 알게 된다. 하다가 막히면 메모하자.

세 번째는 '**질문하기**'다.

"왜?", "다음 단계는?", "무엇이 더 중요한가?", "다른 방법은 없을까?" 하고 묻는다. 혼잣말보다 효과적인 것은 스스로에게 질문하는 것이다. 스스로에게 물으면 생각지도 못한 부분을 떠올리고 더 깊이 추론할 수 있다. 사고가 확장되고 깊어진다. 자신의 물음에 답하지 못할 수 있다. 그럴 땐 메모하자. 모르는 부분을 발견한 것이니까. 이때는 좌절 금지다. 신규간호사 시절은 모르는 것이 용인되는 얼마 안 되는 시간이다. 그러니 모르는 것을 발견하면 기뻐해야 한다. 도장 깨기처럼 모르는 부분을 하나하나 없애는 시기다. 그러니 기쁘게 메모해 두자.

네 번째는 '**시도하기**'다.

환자에게 가서 술기를 해야 하는 경우 준비 없이 갔다가 뜻대로 되지 않을 수 있다. 환자 앞에 가서 당황하는 것보다 느린 것이 나을 수 있다. 머릿속에서 순서와 절차를 미리 떠올려 보면 도움이 된다. 장기기억 속의 절차지식을 작업기억으로 인출하여 시뮬레이션해 보자. 미리 머릿속으로 시뮬레이션했기 때문에 도움 없이 수행할 수 있다. 작은 성취가 곧 성공 경험이 된다. 이어서 선배의 긍정적인 피드백으로 이어진다. 학습 동기를 유지할 수 있다. 자신감과 만족감이 업그레이드되었으니까.

다섯 번째는 '**받아들이기**'다.

시행착오와 좌절을 학습의 기회로 삼아 보자. 바람직한 어려움을 극복하는 기회로 만들어버리는 것이다. 모르는 것을 발견하면 좌절하지 않고 메모하는 것도 이에 해당한다. 시행착오를 하거나 실수하면 메모하면 된다. 처음엔 누구나 겪는 일이다. 공부 포인트를 안 것이 다행이라고 여기자.

임상 현장에서의 학습 과정은 다음과 같다.

연결하기 → 인출하기 → 질문하기 → 시도하기 → 받아들이기

퇴근 후 공부하기: 정리하고 절차화하며 되돌아보기

이제 메모한 것을 가지고 집으로 왔다. 피곤하지만 쉬려 하니 마음이

편치 않다. 내일은 오늘보다 나아야 하니까. 오늘과 다른 내 모습을 떠올려 보니 다시 힘이 난다. 챙겨 온 메모를 꺼내서 시작해 보자.

첫 번째는 **'청킹하여 정리하기'**다.

메모 중에 기초지식이 부족한 것이 있었다면 정리하자. 관련 내용이 많으면 비슷한 것끼리 청킹하여 한 장에 정리하자. 이대로 스키마에 저장될 것이라 기대하니 집중하게 된다. 이해되지 않으면 쉽게 설명한 자료를 찾아보자. 잘 몰랐던 개념 간의 관계가 연결되며 이해될 수 있다. 환자 상태와 관련된 병태생리 기전이나 약리를 마인드맵이나 개념도 또는 도표로 시각화하자. 시각적으로 구조화했으니 인출도 쉽게 할 수 있다. 정리한 자료는 출력해서 출근 가방에 넣자. 정리 자료가 많아지면 찾기 쉽게 분류하자. 필요할 때 찾아보고 설명하면 복습이 된다. 자주 설명하면 자동화될 수 있다.

두 번째는 **'절차화하기'**이다.

몸으로 익힌 경험을 행동 절차로 체계화하는 것이다. 오늘 경험한 간호 행위 중에 기억하고 싶은 것은 스크립트로 정리하자. 홈 벤틸레이터를 작동하는 방법을 배웠다고 하자. 프리셉터는 한 번 설명하면 다음에는 아는 것으로 간주할 수 있다. 단순히 작동 순서만 적는 것이 아니다. 근거와 같이 정리해 두면 홈 벤틸레이터를 혼자 다루어야 할 때 도움이 된다.

오늘 병원에서 있었던 사례 중에 패턴으로 정리하면 좋을 만한 것을 찾아보자. 오늘 담당했던 수술 환자가 수술 부위를 가리키며 "아파요."라고 하자 PRN 처방에 있던 진통제를 투여했다. 그런데 프리셉터로부터 통증 척도가 몇 점이었냐는 질문을 받았다. 통증의 양상과 지속 시간도 기록으로 남겨야 했다. 진통제를 투여하고 다시 통증을 평가해야 했다. 이럴 때 같은 실수를 하지 않기 위해 스크립트를 정리해 두면 좋다.

'통증 척도(NRS) 확인 → 위치·양상·지속 시간 기록 → 투약 전 상태 기록 → 진통제 투여 → 효과 재사정(30분 후)'

각 단계마다 '왜?'라고 질문하면 근거도 정리할 수 있다. 이렇게 정리하는 사이에 머릿속에 정리가 된다. 다음엔 스크립트를 보지 않아도 빠트리지 않고 바로 적용할 수 있다. 통증 호소 환자의 스크립트가 자동화되면 진통제 투여에 그치지 않고 더 깊은 사고를 할 수 있다. 수술 후 합병증인 출혈이나 감염 등 통증 지속 원인에까지 사고를 확장할 수 있게 된다. 스크립트를 정리함으로써 추론이 확장되는 것이다.

세 번째는 '**되돌아보기**'다.

내가 오늘 수행한 간호 절차 중 설명이 부족하거나 빠진 부분은 없었는지 생각해 보자. 투약 절차 중 용량 확인을 건너뛴 경우가 있다고 하자. 투약 준비 당시 했던 생각과 행위를 하나하나 적어 보자. 내가 미처 생각지 못했으나 건너뛴 부분을 발견할 수 있다. 투약 절차도 스크립트로 정리해 두면 도움이 된다. 내가 건너뛴 부분은 특히 강조해서 정리하자. 환자의 반응이 내가 예상한 것과 같았는가, 달랐는가? 예상과 달랐다면, 그 원인은 무엇일까 생각해 보면 어떨까? 오늘 받은 피드백이 있었다면 그 원인도 생각해 보자. 오늘 부족했던 나를 마주하지 않으면 내일도 같은 실수를 반복할 수 있다. 나를 되돌아보면서 내일의 다짐을 적는 것도 좋다.

네 번째는 '**자신감 회복하기**'다.

부족한 기초지식과 오늘 익힌 실무 절차를 개념도와 스크립트로 정리했다. 오늘 받은 피드백의 원인을 생각해 보고 이유를 찾고 반성하는 시간도 가졌다. 오늘 제대로 설명하지 못한 환자에게 이제는 잘 설명할 수 있도록 준비한 것 같다. 공부하고 정리한 자료도 출력했으니 이제 자신감이 생긴다. 다음 날 출근을 살짝 기대하며 잠자리에 든다.

퇴근 후 학습 과정은 다음과 같다.

메모를 단서로 청킹하여 정리하기 → 절차화하기 → 되돌아보기
→ 자신감 회복하기

다시 현장에서 써먹기: 적용하며 학습 동기 유지하기

전날 정리한 개념도와 스크립트를 가지고 출근했다. 오늘은 당당한 하루를 보낼 수 있을 것 같다.

첫째로 할 것은 '**설명하기**'다.

정리해 올 것을 과제로 받았다면 프리셉터나 수간호사께 보여 드리고 설명해 보자. 정리한 내용을 토대로 환자에게 설명해 보자. 같이 교육받고 있는 동료 신규간호사가 있다면 정리한 것을 공유하고 말로 설명해도 좋다. 한 번 설명할 때마다 인출 효과가 늘어나 기억이 강화될 테니까. 인계할 때도 어제보다 자신 있게 설명할 수 있다.

둘째로는 '**정리 자료 비치하기**'다.

나만의 정리 파일을 두고 일할 때 참조하면 도움이 된다. 모든 것을 처음부터 막히지 않게 외워서 할 수는 없다. 목표는 정리 파일을 없애는 것이다. 그동안은 정리 파일을 참고해도 된다.

세 번째는 **'성공 거두기'**다.

전날 설명하다가 막힌 부분이 있었는데 어제 정리한 내용을 떠올려서 막힘없이 설명했다. 환자도 만족해했다. 전날에는 도움받아서 술기를 했는데 오늘은 혼자 해냈다. 프리셉터도 긍정적인 피드백을 해 주었다. 설명도 술기도 혼자서 잘 해내고 나니 뿌듯하고 만족스럽다. 어제 내려갔던 자신감이 회복되는 듯하다. 작은 성공을 거둔 것이다.

네 번째는 **'학습 동기 유지하기'**다.

정리한 내용이 차곡차곡 쌓이니 내 파일도 내 머릿속도 탄탄해진다. 이제 환자 상태 변화를 지나치지 않고 '주의를 집중'할 수 있다. 모르는 것을 발견할 때마다 메모하고 '관련성' 있는 공부를 해왔다. 잘 모르던 부분을 개념도와 스크립트로 정리하여 이해하니 '자신감'이 오른다. 혼자서 설명과 술기를 막힘없이 완수하니 '만족감'을 느낀다. 주의 집중, 관련성, 자신감, 만족감이 상승하니 학습 동기가 유지되고 있다. 전날 병태생리나 약리기전을 정리했기 때문에 오늘은 긴장하지 않고 일할 수 있었다. 하지만 오늘 또 모르는 것을 발견했다. 다시 메모하자. 피곤하지만 또 힘을 내서 정리해 보자.

다시 임상 현장에서의 하루는 다음과 같이 정리할 수 있다.

설명하기 → 정리 자료 비치하기 → 성공 거두기 → 학습 동기 유지하기

이렇게 하다 보면 정리 자료가 필요 없는 날이 곧 찾아올 것이다. 현장 교육 기간에 스스로 체크해 볼 수 있는 목록이다. 참고하여 활용해 보자.

<h3 style="text-align:center">신규간호사 학습 점검표: 독립적인 간호사로 가는 체크리스트</h3>

단계	행동	체크
임상 현장에서 배우기	1. 환자의 현재 상태와 주 호소를 병태생리와 연결하여 이해했는가?	
	2. 말하기·설명하기·직접 해 보기로 지식을 인출했는가?	
	3. '왜?', '다음 단계는?', '무엇이 더 중요한가?'의 질문을 해 보았는가?	
	4. 머릿속에서 시뮬레이션하여 절차를 떠올린 후 수행했는가?	
	5. 작은 성공을 경험했는가?	
	6. 시행착오를 학습의 기회로 인식하였는가?	
	7. 부족한 부분을 메모해 두었는가?	
퇴근 후 공부하기	1. 오늘 배운 내용을 마인드맵, 표, 개념도로 정리했는가?	
	2. 배운 내용을 청킹하여 정리했는가?	
	3. 이전에 정리한 자료를 반복하여 간격 복습했는가?	
	4. 오늘 경험한 것을 간호 스크립트로 정리했는가?	
	5. 부족했던 수행과 보완 계획을 성찰 일기에 기록했는가?	
	6. 오늘 수행을 되돌아보며 미진한 부분의 원인을 분석했는가?	
	7. 퇴근 후 공부하여 자신감을 회복했는가?	
다시 현장에서 써먹기	1. 정리한 내용을 인계·설명·환자 교육에 활용했는가?	
	2. 새롭게 익힌 지식을 환자 간호에 적용했는가?	
	3. 스스로 질문하고 답해보았는가?	
	4. 자신감이 높아지고 있음을 느끼는가?	

Part 6

간호 전문가로 성장하기

: 임상에서 일하고 학습하며 생각하기

1. 간호사들은 어떻게 간호를 계획할까
: 간호사의 임상 추론 현황

생각은 이렇게 시작된다: 현장에서 드러난 간호사의 사고 과정

    2000년대 중반 비판적 사고의 중요성은 이미 널리 알려져 있었다. 나의 관심은 어떻게 하면 간호사의 비판적 사고를 기를 수 있는지였다. 그러려면 먼저 간호사들이 어떻게 사고하는지를 알아내야 했다. 그런 다음 사고 과정에서 개선점을 찾아 교육하는 것이 순서라고 생각했다.

    당시에는 간호사의 사고 과정을 밝히는 연구가 국내에 없었다. 그러던 중 미국 간호학 박사논문에서 인지심리학 연구 방법을 이용하여 간호사의 임상 추론을 밝힌 연구를 발견했다. 이에 같은 방식으로 간호사들이 사고하는 과정을 알아보기로 했다. 나는 경력 5~10년 사이의 비판적 사고 능력이 높게 측정된 간호사 12명을 선정했다. 이들이 담당하는 환자들을 사정한 후에 간호를 계획하여 생각을 말하라고 했다. 분석 결과 간호사들이 간호계획을 기술할 때 사용하는 언어에는 일정한 흐름이 있었다.

    간호사들은 환자의 입원 사유와 검사·치료, 수술이나 처치, 투약 상태

등 현재의 치료 상황을 언급했다. 그러고는 의사 처방과 협진 결과를 확인하고 환자 사정 결과를 언급했다. 이후에는 검사·치료나 환자의 변화를 예상하여 도달할 목표를 설정했다. 마지막으로 간호 중재나 추가 사정, 투약, 검사 결과 확인, 의료진과의 협의를 계획하는 것으로 마무리했다. 이처럼 간호사가 간호를 계획할 당시의 언어를 구조화해 보면 사정-목표-계획이라는 일련의 틀이 드러난다(황지원, 2008, p. 122).

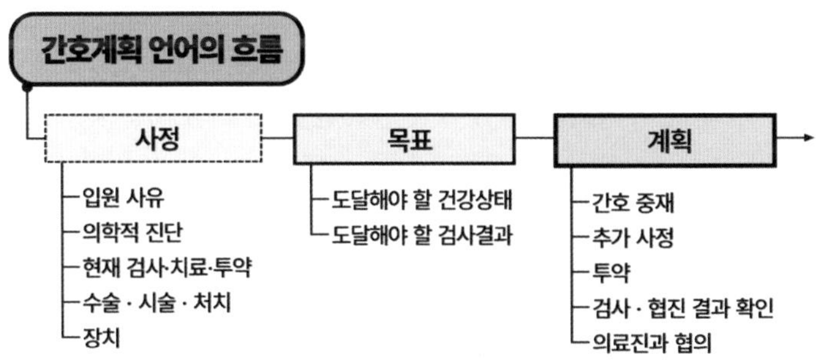

간호사답게 생각하는 간호계획 언어의 흐름

간호사들이 주로 언급한 개념은 환자의 '건강 상태', '간호 중재', '투약', '사정', '처방/치료', '검사 결과', '수술/시술/처치' 등이었다. 간호사들은 환자의 건강 상태 중에서 생리적 측면은 자주 떠올렸다. 하지만 간호에서 중요하게 여기는 환자의 정신·심리적 측면은 낮은 비율로 언급했다. 간호사들은 환자의 과거와 현재 상태에 대해서는 높은 비율로 추론했다. 그러나 미래의 기대되는 결과에 대해서는 거의 추론하지 않은 채 간호계획을 세우는 경향이 있었다. 또한 일부를 제외한 대부분의 간호사들이 추론하지 않고 바로 간호계획을 세우는 경향을 보였다(황지원, 2008).

이처럼 간호사의 사고 과정을 겉으로 드러냄으로써 어떤 식으로 간호

를 계획하는지 확인할 수 있었다. 이를 분석하여 임상 현장에서 어떻게
추론을 교육해야 하는지 계획할 수 있었다.

빠른 판단은 능력일까, 위험일까: 임상 추론의 이면

간호사들이 임상 추론에 필요한 정보를 충분히 탐색하거나 그 의미를
깊게 성찰하는 경우는 드물었다. 실제 근무 현장에서 연구가 이루어진 만
큼 간호사들은 환자 상태를 언급하고 곧바로 계획을 세우는 경향을 보였
다. 환자 상태가 유형화되어 있어서 명확한 패턴을 보이는 경우에 특히
빠르게 계획을 세웠다. 다행인 것은 환자의 상태가 복잡할수록 사고 기능
은 다양하게 작동했다는 점이다(황지원, 2008). 사실 이러한 모습은 근무
할 때 보는 실제 상황과 비슷하다.

사고 과정에서 일부 간호사만이 판단의 근거를 다시 점검하거나, 다른
대안을 고려하고, 자신의 사고 과정을 점검했다. "왜 그렇게 판단했는지",
"혹시 다른 해석은 없는지"를 자문하였다. 그렇다고 해서 모든 간호사가
반성적 사고를 사용한 것은 아니었다는 점도 확인되었다. 반성적 태도를
보이는 간호사는 소수에 불과했다(황지원, 2008). 빠른 판단은 효율적이
다. 오랜 경험과 직관이 뒷받침된 결과일 수 있다. 하지만 근거 없는 직관
은 오류로 이어질 수 있어서 안전하다고 보기는 어렵다. 경력이 많다고
반드시 사고가 깊어지는 것은 아니라는 점도 드러났다.

연구에 참여한 간호사는 비판적 사고 능력이 높은 경력 5~10년의 간호
사이다. 간호사가 임상 현장에서 모든 대안을 충분히 고려하여 간호를 계
획하는 것이 쉽지 않다는 것이 드러났다. 이러한 결과를 통해 나는 바쁜

임상 현장에서 임상 추론을 어떻게 학습하고 적용할 수 있을지 고민하게
되었다.

임상 추론도 학습된다: 간호사답게 생각하는 일터의 전략

그렇다면 간호사의 임상 추론은 단순히 경험이 쌓이면 저절로 좋아지
는 것일까? 그렇지 않다고 본다. 임상 추론은 훈련으로 높일 수 있는 사고
기술이다. 학교에서 배운 기초지식을 스키마로 구조화하는 과정이 중요
하다. 이를 바탕으로 임상에서 일하는 간호사들은 경험적 지식을 정리해
야 한다.

간호사는 환자에 대해 사정한 결과의 의미를 해석하고 결과를 예측하
여 필요한 간호를 계획한다. 경험이 풍부한 간호사는 사정과 계획을 거의
동시에 수행하여 정확하고 빠르게 추론을 할 수 있다. 간호사가 임상 현
장에서 추론을 빠르게 잘하려면 어떻게 해야 할까? 경험과 학습의 결과를
망각이 일어나기 전에 체계적으로 정리해 두는 것이 중요하다. 추론할 시
간이 충분하지 않은 임상 현장에서 빠르게 경험적 지식을 인출해야 하기
때문이다.

연구를 통해 다시 확인한 것은 간호사가 생각을 말로 하는 순간 사고
과정이 드러난다는 점이었다. 따라서 "왜 그렇게 판단했는지"를 묻고 생
각을 말하도록 하는 것이 중요하다. 간호사 자신은 메타인지를 높이는 전
략을 통해 자신의 사고를 점검할 수 있다.

간호사답게 생각하는 능력은 단순히 경험을 많이 쌓는다고 해서 길러
지지 않는다. 경험을 통해 자신의 생각을 되돌아보고 배운 것을 정리하며

의미를 부여하는 과정에서 길러진다. 임상은 단순한 일터가 아니라 지속적으로 학습과 성찰이 이루어지는 공간이어야 한다. 간호사들 모두가 이렇게 인식할 때 일상 업무 속에서도 임상 추론이 가능해진다. 임상 추론을 잘하는 간호사는 경험만으로 저절로 길러지지 않으며, 의도적인 학습과 훈련을 통해 길러질 수 있다. 다음 장에서 간호사가 어떻게 하면 일하면서 학습하고 생각할 수 있을지 그 방법을 살펴보자.

2. 간호사답게 소통하기
 : 인수인계

인수인계: 간호사의 사고가 드러나는 순간

인수인계는 환자 상태에 대해 이루어진 추론의 결과를 언어로 전달하는 과정이다. 이때 인계자와 인수자 간 스키마의 구조가 일치해야 소통이 잘 된다. 인수자의 머릿속에 스키마가 빈약하면 인계 내용을 이해하지 못할 수 있다. 신규간호사의 인계를 들은 동료 간호사는 인계를 듣고도 다시 환자 상태를 파악해야 하는 경우가 있다. 인수인계는 간호사의 사고를 언어로 드러내는 과정이므로, 신규간호사가 이를 어려워하는 것은 자연스러운 일이다. 어떤 간호사는 환자 상태를 너무 장황하게 말하다가 중요한 부분을 빼먹기도 한다. 또 어떤 간호사는 환자 상태를 단순하게 나열만 하기도 했다.

인수인계는 단순한 의사소통이 아니다. 간호사들이 환자의 건강 정보와 간호계획에 따른 활동 결과를 평가하고 공유하여 간호 활동을 재계획하는 과정이다. 이는 환자에게 계획적인 간호를 일관되게 제공하기 위함이다. 인계자는 인수자가 이해하기 쉽도록 환자의 건강 정보와 간호계획 수행 결과를 전달하고 간호계획에 대해 논의한다. 인수자는 환자의 건강 정보를 이해하고 간호 활동 결과를 평가하고 간호계획에 대해 인계자와 논의한다. 나는 인수인계에서 지켜야 할 원칙을 인계 전, 인계 중, 인계 후로 구분하여 간호사들과 공유했다.

인계 전에 간호사는 인계 직전 환자의 상태를 최종 확인한다. 의사의 처방이나 치료 계획도 최종 점검한다. 간호 활동과 기록도 마무리한다. 인계할 때 꼭 전달해야 할 정보가 있으면 정리한다.

인계 중에 간호사는 현재 상태를 개선하기 위한 간호계획을 중심으로 인계한다. 환자의 상태에는 생리적 심리·사회적 측면과 안전, 가족 영역이 포함되도록 한다. 환자 상태나 간호 활동은 구체적으로 표현한다. 예를 들어 "낙상 예방 간호를 했다."라는 표현보다 "침상 난간을 올리고 간호사 호출기를 손 닿는 곳에 두었다."로 말한다. 인계받는 간호사의 이해도를 확인하고 필요할 경우 질문하도록 한다. 정보를 나열하기보다 의미 있게 연결하여 설명한다. 대상자의 현재 상태에 대한 원인과 기대되는 간호 결과 및 간호 활동을 연결하여 설명한다. 정보가 빠짐없이 전달되면서도 시간이 최소로 소요되도록 한다. 이 과정에서 간호사들은 서로 존중한다.

인계 후에 간호사들은 병실을 순회하며 환자 정보를 재확인한다. 이후 인계받은 간호사는 환자별 간호 활동을 구체적으로 계획한다.

인수인계: 간호사다운 언어로 소통하기

간호사가 사용하는 언어로 지식의 깊이와 이해 정도를 가늠할 수 있다. 간호사가 구체적인 언어를 사용해야 환자를 안전하게 정확하게 돌볼 수 있다. 간호사는 여러 직종과 협력하여 일한다. 따라서 명확한 소통은 중요하다. 인계 시간이 길어지면 다음 근무 시작이 늦어진다. 그렇다고 대충 넘어갈 수도 없다. 그래서 인계할 때는 꼭 필요한 말만 빠짐없이 인계하는 원칙이 중요하다.

이 책의 앞에서 '**Grice의 화용 이론**'을 언급한 적이 있다. 다시 요약하면 말이 제대로 전달되려면 말하는 사람과 듣는 사람 간에 양, 질, 관계, 방법의 원리가 작용해야 한다는 내용이다. 이 원리를 간호 인수인계에도 적용하면 다음과 같다.

- **양(Quantity)**: 필요한 만큼의 정보를 구체적인 용어를 사용해서 말한다.
- **질(Quality)**: 근거가 부족한 말은 하지 않는다.
- **관련성(Relation)**: 환자 상태와 간호 활동 및 계획을 중심으로 말한다.
- **방법(Manner)**: 간결하고 명료하게 말한다.

간호사들이 간호를 계획할 때 추론하는 언어의 세트는 인수인계에도 활용할 수 있다. 환자의 정보를 시점으로 구분하여 과거-현재-미래로 구분하여 설명하면 된다. 과거 정보는 입원 사유와 치료 이력, 현재 정보는 의사의 처방, 사정 결과, 간호 수행의 결과, 주치의에게 알린 결과, 미래 정보로는 환자의 예상 상황, 간호 목표, 간호계획이 해당한다(황지원, 2008).

간호사답게 생각하는 인수인계 언어 세트

과거	○○○님은 ( )로 입원하여 ( ) 치료를 받는 환자로
현재	오늘 의사 처방에 ( )가 있어서 ○○○님의 상태를 사정하고 ( )를 실시한 결과 ( )한 것으로 판단되어 주치의에게 알린 결과 ( )하자 하여
미래	앞으로 ( )가 예상되어 상태가 ( )로 되는 것을 목표로 ( ) 간호했으니 다음 duty에는 ( )하면 되겠습니다.

간호사의 사고를 언어화하여 분석하면서 뜻하지 않게 바람직하지 않은 언어습관을 발견했다. 사물 존대어 사용, 의미가 모호한 표현, 환자에 대한 존중감이 부족한 표현, 불필요한 존댓말, 인과나 대조가 드러나지 않는 단순 나열 표현 등이 이에 해당한다.

■ 바람직하지 않은 언어 습관 예시

• 사물 존대어: 어법에 맞지 않는 표현이다.

 - "검사 결과가 나오셨고요."

 - "협진이 나가셨다."

• 의미가 모호한 표현 및 존중감이 부족한 표현:

 - "의식이 처지고 있구요."

 - "lab이 깨졌다, 엉망진창이다."

 - "복부 통증"

- "V/S이 멀쩡하다."
- "heart rate 뜨고"
- "통증 괜찮아요."

• 불필요한 존댓말 습관:
- "하시고 있고요."처럼 모든 단어에 '시'가 들어가는 습관이다.

• 단순한 나열 표현: 인과나 대조 관계가 드러나지 않아 추론하지 않은
결과처럼 보인다.
- "~하는 거 있구요, ~하는 거 있구요."로 이어지는 문장

■ 개선된 표현 예시

이제 전문성을 높이는 방식으로 말해 보자. "의식이 처지고 있구요"는 "의식이 drowsy 하다"로, "heart rate 뜨고"는 "heart rate는 130회로 측정된다"로, "복부 통증"은 "RUQ pain"으로 말하면 전달력과 신뢰도가 높아진다.

간호사의 어휘와 말투는 단순한 습관이 아니다. 간호사의 전문성과 사고의 깊이를 고스란히 드러낸다. 여러분은 지금 어떻게 인계하고 있는가? 앞으로 어떻게 인계하고 싶은가?

인수인계: 곧 임상 추론 훈련이다

인수인계는 사정-목표-계획을 연결하며 반복적으로 학습하는 기회다. 어떻게 하면 인수인계를 잘할 수 있을까? 하나의 방법은 자신의 인계를

녹음하여 되돌아보는 것이다. 녹음 파일을 텍스트로 옮겨서 확인해 보면 부족한 부분이 드러난다. 보완하면 된다. 공부를 더 할 수도 구체적인 표현을 찾아볼 수도 있고 바람직한 용어를 찾아서 대체할 수 있다.

언어 표현보다 중요한 것은 그 배경이 되는 추론이다. 과거력에 치중해서 인계했다면 현재 상태의 원인과 계획을 연결해 보자. 스스로 질문하는 것도 도움이 된다. "이것 외에 다른 원인은 없을까?", "다른 간호 중재는 없을까?" 간호사가 제공하는 심리·사회적 돌봄은 환자 관점에서 중요하다. "이것 말고 다른 간호진단은 없을까?"라고 자문하며 심리·사회적 측면까지 챙겨 보자. 환자 상태를 한 줄로 요약해서 말해 보자. 환자의 상태를 프레젠테이션할 때 도움이 된다. 의사에게 전화로 환자의 상태 변화를 설명하는 것은 쉽지 않다. 혼자 연습해 보아야 실제 상황에서 표현할 수 있다.

SBAR: 간호사다운 추론과 언어로 완성되다.

SBAR는 문제 상황 보고나 의사에게 환자 상태 변화를 알릴 때 주로 사용해 왔다(Haig 외, 2006). 최근엔 병원별로 SBAR 전산 화면을 개발하여 간호사 간 인수인계 도구로 표준화되는 추세다. 간호사들도 한결 인계하기 편리하고 좋아졌다고 한다. SBAR는 인계의 형식을 제공하는 도구이다. SBAR는 환자와 관련된 현재 상황, 배경, 사정, 제안을 틀로 제시하여 빠짐없이 인계할 수 있게 해 준다. 하지만 '사정'과 '제안'은 간호사의 임상 추론을 기반으로 한다. SBAR나 카덱스 같은 도구는 형식을 제공해 준다. 인수인계 형식에 임상 추론이 채워지고 간호사다운 언어로 표현할 때 인계의 질을 높일 수 있다.

인수인계는 신규간호사에게는 사고를 정리하고 언어로 표현하는 훈련의 장이 된다. 경력 간호사에게는 자신의 사고를 점검하고 확장하는 기회가 된다. 동료와 함께 환자를 이해하고 계획하고 협업할 때 인수인계가 간호사의 성장 포인트로 작용할 수 있다.

3. 바쁜 현장에서 간호과정 적용하기
: OPT 모델과 임상 추론 망

간호과정, 왜 현장에서 어려운가?

내가 대학에 다니던 시절 교수님은 간호과정이 교과목으로 막 도입되었다고 하셨다. 실습 후 간호과정 보고서를 써야 할 때면 몇 시간이고 앉아서 애를 써야 했다. 보고서를 쓰면서 비로소 실습 때 놓친 것을 알아차리기도 했다. 어렵사리 작성하고 나면 보고서 두께를 보며 뿌듯해했다. 간호사가 되니 간호과정 보고서를 쓸 때처럼 시간과 노력을 들일 수는 없었다. 밤번 근무 때 환자를 파악한 후 간호진단과 계획을 작성하고 인계하는 식이었다. 그래도 정기적으로 열리는 컨퍼런스에서 사례 연구가 이어졌다. 학교에서 했던 것처럼 비슷한 형식의 간호과정 보고서를 발표하는 자리였다.

컴퓨터와 인터넷이 도입되면서 수기로 작성하던 간호진단과 간호계획이 전산시스템으로 들어갔다. 간호진단과 간호계획을 세우려면 클릭하여 선택하면 되었다. 간호기록도 단어를 선택하고 조합하여 문장을 완성하면 되었다. 신세계였다. 덕분에 신규간호사도 어렵지 않게 간호를 계획하고 기록할 수 있게 되었다. 사례 연구 컨퍼런스도 사라졌다. 모든 현상에는 앞면과 뒷면이 있다. 되돌아보니 간호진단을 내리고 계획을 고심하는 것은 '바람직한 어려움'이었다. 전산화된 간호기록 시스템은 표준화에 기여했다. 하지만 기록을 통한 사고의 촉진을 중요하게 여기는 관점에서는 '바람직하지 않은 편리함'으로 작용했다.

전산화된 간호계획·기록 시스템은 편리하다. 대부분의 환자 간호는 저장된 데이터세트를 활용하여 간호진단을 내리고 기록할 수 있다. 비슷한 유형의 환자를 돌보다 보면 굳이 전산시스템의 도움을 받지 않아도 된다. 직관의 힘을 발휘하여 일정 수준 이상의 간호를 하기에 무리가 없다. 그런데 임상에서는 또 그 수준을 벗어난 환자들도 있다. 직관으로 해결하기 어려운 환자들 앞에서 간호사들은 무기력해지기도 한다. 창의력을 발휘하여 간호 중재를 해야 할 상황에서조차 표준간호계획에 의존하는 경향을 보일 때도 있다.

해답이 잘 나오지 않는 복잡한 문제를 지닌 환자를 인계할 때가 있다. 그럴 때면 간호사들은 말수를 줄인다. 잠시 여운을 두고 다음 환자 인계로 넘어간다. 시간에 쫓겨서 지나치는 것이다. 이런 일이 지속되면 고구마를 먹은 듯 답답하고 무기력해진다. 해야 할 일을 안 하고 있는 느낌이랄까. 이윽고 무기력감은 간호사 전체로 확산되었다. 관리자이자 선배 간호사인 나도 직무 유기를 하고 있는 느낌이 들었다. 사람은 빠른 시스템 1로 추론하다가 막히면 느린 시스템 2 추론으로 넘어가 해결한다고 했다. 그러나 늘 바쁜 임상 현장에서는 시스템 2로 깊이 있게 사고하기가 어렵다. 결국 간호사들은 시스템 1의 직관적 판단만 반복하다가 문제를 해결하지 못한 채 답답함과 무기력감을 마주하게 된다.

간호사들과 함께 어려운 환자에 대해 차근차근 간호과정 보고서를 적어 보고 싶다는 생각이 들었다. 학생 시절에 했던 것처럼 말이다. 하지만 늘 시간에 쫓기는 병원 현장에서 이는 현실적으로 엄두조차 내기 힘든 일이었다. 그러던 중 발견한 것이 바로 '결과-현재 상태-테스트 모델(Outcome-Present State-Test Model, 이하 OPT 모델)'이었다.

OPT 모델은 기존의 전통적인 간호과정 보고서처럼 여러 장을 할애할 필요가 없다(Pesut & Herman, 1998). 핵심은 간호진단의 우선순위를 정하고 계획하는 과정을 단 한두 페이지로 압축할 수 있다는 점이다. 이처럼 물리적인 분량이 적고 작성 시간이 짧다는 것은 바쁜 임상 현장에서 매우 큰 강점이 된다. 덕분에 전체적인 간호 흐름이 한눈에 들어와 신속하고 정확한 판단을 내리는 데 최적의 도구가 되어준다.

인계를 코치할 때마다 여러 간호진단을 나열하는 간호사들에게 던지는 질문이 있었다. 이 중 "어느 진단이 가장 중요한가?"라는 질문이었다. 이 모델을 사용하면 그 질문도 해결할 수 있었다. OPT 모델은 추론을 가능하게 하면서도 빠르게 적용할 수 있었다. 내가 OPT 모델을 사용해 본 경험은 뒤에서 언급하기로 하고 이제 OPT 모델에 관해 소개해 보겠다.

연구로 입증된 OPT 모델의 효과

OPT 모델 적용 결과 간호 학생들의 비판적 사고 성향 중 개방적 사고가 향상되었다고 보고되었다. 학생들은 복잡한 간호 문제를 구조화하여 해결책을 찾는 과정을 경험했으며 이 경험을 "안개가 걷히는 과정 같다."라고 표현했다. 또한 임상 추론 망으로 핵심 간호진단을 도출하는 과정에서 우선순위 선정에 도움을 받았다고 진술했다. OPT 모델은 반성적 사고와 복잡한 간호 문제를 해결할 수 있는 교육적 도구이며, 학생들이 자신의 사고 과정을 성찰하는 데 효과적이었다는 보고가 있다(Kuiper 외, 2009; Ma 외, 2023).

OPT 모델은 생각의 흐름을 구조화하고, 임상 추론 망은 간호진단 간 인과관계를 시각화한다. 이 두 도구를 활용하면 복잡한 상황에서도 우선순위를 명확히 하고 통합적으로 판단하는 데 도움이 된다. OPT 모델과 임상 추론 망은 단순히 이론적 도구가 아니다. 실제 현장에서 간호사들이 사고를 정리하고 다음 행동을 결정하는 길잡이가 된다. 나아가 간호 교육에서도 비판적 사고와 임상 추론 능력을 길러 주는 전략으로 활용할 수 있다.

임상 추론을 구조화하는 도구: OPT 모델과 임상 추론 망

OPT 모델은 환자의 '현재 상태(Present State)'와 '기대되는 결과 상태(Expected Outcome State)'를 연결하여 판단을 돕는다. 이 과정에서 '임상 추론 망(Clinical reasoning web)'을 활용한다. 임상 추론 망은 도출된 간호진단을 인과관계에 따라 화살표로 연결했을 때 거미줄처럼 보이는 그림이다. 임상 추론 망을 이용하여 핵심 간호진단을 찾아낸다. 핵심 간호진단을 해결하면 다른 간호진단까지 순차적으로 해결된다. OPT 모델에서는 기대되는 결과를 구체적으로 '언제까지' 달성할 것인지 정한다. 목표 지점에 기대되는 결과를 달성할 수 있도록 간호중재를 계획한다. 예를 들어 '48시간 이내 SpO_2 95% 이상'으로 목표 지점과 기대되는 결과를 기술하면 해야 할 중재가 명확해진다. 이와 같이 OPT 모델과 임상 추론 망을 사용하면 추론과 반성적 사고가 가능하다.

다음 그림은 OPT 모델과 임상 추론 망을 결합하여, 임상에서 실용적으로 사용될 수 있도록 재구성한 것이다(Pesut과 Herman, 1998을 바탕으로 저자 재구성). OPT 모델을 활용하여 간호과정을 적용하는 방법은 다음과 같다.

① **환자의 상황**: 환자의 문제, 증상·징후, 사정 결과를 적고 종합적인 상태를 파악한다.

② **임상 추론 망**: 간호진단 간의 인과관계를 화살표로 연결한다.

③ **주요 간호진단**: 임상 추론 망에서 관계가 가장 많은 진단, 즉 화살표를 가장 많이 받거나 가장 많이 내보낸 진단을 주요 간호진단으로 정한다.

④ **현재 상태와 기대되는 결과 상태**: 주요 간호진단별 현재 상태에 대하여 기대되는 결과 상태를 달성할 목표 시점을 정한다. 그리고는 현재 상태와 기대되는 결과 상태를 1:1 대응되도록 한다. 기대되는 결과 상태는 측정 가능하고, 기한 내에 달성 가능한 것이라야 하며, 개선뿐 아니라 유지도 포함할 수 있다.

⑤ **사정**: 간호사의 판단을 뒷받침할 수 있는 검사 결과, 환자의 반응 등 주요 간호진단과 직접 관련된 근거 자료를 점검한다.

⑥ **간호중재**: 주요 간호진단을 해결하기 위한 간호중재를 계획하고 수행한다.

⑦ **판단**: 간호 종료 시점에서 환자의 상태를 요약하고, 기대되는 결과 상태가 달성되었는지 판단한다.

⑧ **반성적 사고 점검**: 자신의 판단이 타당했는지, 빠진 진단은 없는지, 진단 간 연결이 적절했는지, 기대되는 결과 상태와 충분히 연계되었는지를 성찰하며 반성적 사고를 수행한다.

간호사답게 문제 해결하기: OPT 모델을 활용한 간호과정 적용

(Pesut과 Herman, 1998을 바탕으로 저자 재구성)

(진행 방향: ← 역순)

주 간호진단 ③	임상추론 망 ②	환자 상황 ①
임상추론망에서 화살표를 많이 받거나 내보낸 간호진단	모든 간호진단 간 인과관계를 → 로 연결	환자의 문제, 진단, 사정 결과, 증상, 징후, 생리적·심리적·안전, 가족, 건강시스템

사정 (Test) ⑤	기대되는 결과 상태 (Expected Outcome State)	현재 상태 ④ (Present State)
현재 상태 → 기대되는 결과로 돕는 중재에 필요한 사정	목표시점까지 기대되는 결과 상태 측정·기한 내 달성 가능한 것 개선·유지 모두 가능	

반성적 사고 ⑧	판단 ⑦	간호중재 ⑥
간호진단 → 판단 과정 reflection	환자 간호 종료 시점의 환자 상태 '기대 목표를 달성하였는가?'	
• 간호진단이 적절한가?		
• 빠트린 건 없나?		
• 현재 상태가 기대되는 결과와 잘 연결되었나?		

사례로 이해하는 OPT 모델 간호과정 적용

이번엔 사례에 OPT 모델을 적용해 볼 차례이다. 폐렴 환자에게 OPT 모델을 적용하여 간호과정을 구성한 예시이다.

① **환자의 상황**: 75세 남성 폐렴 환자로, SpO_2 88%, ABGA pH 7.31로 저산소증과 산증 상태이며, 기침과 가래, 호흡곤란, 불안을 호소하였다.

② **임상 추론 망**: 고려 가능한 여러 간호진단 간의 인과관계를 임상 추론 망으로 시각화하였다.

③ **주요 간호진단**: 비효율적 호흡 양상과 관련된 가스교환 장애, 기도 청결 문제, 불안을 고려하였으나, 다른 간호진단과 인과관계가 가장 많은 '비효율적 호흡 양상'을 주요 간호진단으로 선정하였다.

④ **현재 상태와 기대되는 결과 상태**: 현재 상태를 기준으로 2일 이내에 도달하고자 하는 결과 상태를 설정하였다.

⑤ **사정**: SpO_2, ABGA, 호흡수, 호흡음, 객담 양상 등을 포함한 구체적인 사정 항목을 설정하였다.

⑥ **간호중재**: 산소요법, 기도 청결 유지를 위한 체위 변경 및 흡인, 호흡법 교육, 불안 완화를 위한 정서적 지지 등이 포함되었다.

⑦ **판단**: 간호중재 시행 2일 후, SpO_2는 95%로 상승하였고, 호흡곤란과 청색증이 완화되었으며, 객담 배출이 원활해졌다. 기대한 결과 상태가 대체로 달성되었으며, 중재는 효과적인 것으로 판단되었다.

⑧ **반성적 사고 점검**: 마지막으로 간호사는 질문을 통해 자신의 사고 과정을 점검하였다.

(진행 방향: ← 역순)

주 간호진단 ③	임상추론 망 ②	환자 상황 ①
임상추론망에서 화살표를 많이 받거나 내보낸 간호진단	모든 간호진단 간 인과관계를 → 로 연결	환자의 문제, 진단, 사정 결과, 증상, 징후, 생리적·심리적·안전, 가족, 건강시스템
비효율적 호흡양상	비효율적 기도청결 / 비효율적 호흡양상 / 가스교환 장애 / 불안	COPD 75세 SpO₂ 88%, ABGA pH 7.31로 저산소증과 산염기 불균형 동반 기침과 가래, 호흡곤란, 불안

사정 (Test) ⑤	기대되는 결과 상태 (Expected Outcome State)	현재 상태 ④ (Present State)
현재 상태 → 기대되는 결과로 돕는 중재에 필요한 사정	목표시점까지 기대되는 결과 상태 측정·기한 내 달성 가능한 것 개선·유지 모두 가능	
• ABGA 결과 • SpO₂ 수치 • 호흡 양상 관찰 • 객담 양상 및 색 • 청색증 유무 • 흉부 청진 소견 • 환자 표현	현재로부터 2일 후 1) SpO₂ 95% 이상 2) RR 정상범위	현재 1) SpO₂ 88% 2) 호흡곤란 ABGA: pH 7.31

반성적 사고 ⑧	판단 ⑦	간호중재 ⑥
간호진단 → 판단 과정 reflection	환자 간호 종료 시점의 환자 상태 '기대 목표를 달성하였는가?'	
• 간호진단이 적절한가? √ SpO₂와 호흡곤란이 주증상이라서 비효율적 호흡양상 진단이 타당함 • 빠트린 건 없나? √ 기도청결과 관련된 사정과 중재가 포함되어 있어 진단 누락 없음 • 현재 상태가 기대되는 결과와 잘 연결되었나? √ SpO₂와 RR이 목표 수준으로 회복됨 √ 간호중재가 목표와 연결되어 있음	간호중재 24시간 후 • SpO₂: 95%까지 상승함 • RR: 18회/분 • 기도청결: 객담 배출이 원활해짐 • 청색증: 사라짐 • 호흡곤란: 해소됨 • 종합 판단: √ 결과를 달성하였음 √ 비효율적 호흡양상 간호는 효과적이었음	• 산소요법 적용 • 호흡 양상 모니터링 • 객담 배출 촉진: 기침 유도, 체위변경 • 흡기 용이한 체위 유지 • 호흡법 교육: 입술 오므리기 호흡 등 • 불안 완화 및 정서 지지 • ABGA, SpO₂ 측정

Pesut과 Herman(1998)은 주요 간호진단을 하나로 도출하여 중재하라 하였다. 하지만 중증도가 높은 환자들이 많아서였을까? 내가 경험한 임상 현장에서는 달랐다. 많은 사례를 적용해 본 결과 하나의 간호진단을 해결하여 다른 모든 문제가 해결되는 환자는 거의 없었다. 최소한 3~4개로 중심 진단이 도출되는 경우가 많았다. 도출된 3~4개의 간호진단을 먼저 해결하면 다른 진단이 순차적으로 개선되는 것은 동일했다. 주요 간호진단이 여러 개일 때는 각 간호진단에 해당하는 현재 상태와 기대되는 결과 상태, 근거, 중재에도 동일한 번호를 매겨서 일관성 있게 점검한다.

간호사의 자신감을 키우는 OPT 모델 활용법

나는 간호사들이 다가가기 어려워했던 환자에게 OPT 모델을 적용해 보기로 마음먹었다. 간호사들에게 양해를 구하고 모이게 하여 OPT 모델을 설명하고 그 자리에서 함께 적용해 보았다. 그 결과 생각지 못했던 간호진단과 계획을 도출해 낼 수 있었다. 간호사들은 환호했고 곧바로 계획한 간호를 실행에 옮겼다. 간호사들이 목표한 때가 되었을 때 계획한 결과를 달성하였음은 물론이다. 간호사들과 내가 무기력감에서 벗어난 것은 말할 것도 없다. 이 경험을 계기로 나는 OPT 모델이 바쁜 임상 현장에서 유용하다는 확신을 하게 되었다. 이후로 OPT 모델을 전파하면서 많은 사례 연구를 이끌었다.

OPT 모델은 바쁜 현장에서 간호사의 사고를 돕는 실제적 도구이다. 그렇다고 해서 바쁜 현장에서 모든 환자에게 이 모델을 사용하기는 어렵다. 다만 해답이 떠오르지 않아 막막할 때는 시도해 볼만 하다. 학생이라면 실습 환자를 대상으로 OPT 모델을 적용해 보자. 평소에 생각하지 못했던 추론 결과를 발견할 수 있다. 신규간호사라면 자신이 근무하는 병동에 다 빈도로 입원하는 환자의 사례를 이 모델로 정리해 두는 것도 좋다. 비슷 한 유형의 환자가 입원하면 자신 있게 간호할 수 있을 것이다.

4. 메타인지 키우기
   : 나를 알아차리고 조절하는 힘

메타인지는 '생각 위에서 생각하는 힘'이다. 자신의 사고를 돌아보고 알아차려서 학습과 사고 과정을 계획하고 점검하여 조정하는 능력이다. 메타인지가 부족하면 자신이 잘 안다고 착각하거나 무엇을 준비해야 할지 알기 어렵다. 메타인지를 잘하는 사람은 부족함을 인정하고 성찰하여 사고와 실무를 발전시켜 나갈 수 있다. 학습한 정보를 얼마나 잘 기억하고 있으며, 언제 다시 떠올릴 수 있을지, 잊어버렸다면 왜 그런지를 점검하는 행위가 메타인지적 활동이다(이정모, 2009).

비판적 사고 연구자인 Facione(2023)은 비판적 사고가 강한 사람은 자신의 사고를 개선할 수 있다고 한다. 이는 비판적 사고를 스스로에게 적용하는 것이라고 하면서 메타인지와 같다고 보았다. 메타인지를 가동하면 자신이 제시한 해석을 모니터링하고 수정한다. 자신이 내린 추론을 검토하고 수정한다. 자신의 설명을 검토하고 다시 공식화한다. 이에 더해 스스로를 점검하고 수정하는 능력도 점검하고 수정할 수 있다고 했다. 메타인지는 '자기 점검(self-monitoring)'과 '자기 조절(self-regulation)'의 두

과정으로 설명된다(Flavell, 1979). 메타인지를 기를 수 있는 방법을 '자기 점검'과 '자기 조절'로 구분하여 살펴보려 한다.

스스로 알아차리는 힘: 말로 설명하며 깨닫기

'내가 지금 무엇을 알고, 무엇을 놓치고 있는가?'를 어떻게 알아차릴 수 있을까? 바로 다른 사람에게 설명하거나 질문하면 된다. 말하기와 설명하기는 이해를 드러내는 강력한 메타인지 전략이다. 학생이라면 친구나 실습 중 만난 환자에게 설명하면 된다. 간호사라면 환자에게 설명하는 일이 메타인지를 자각할 기회가 된다. 투약하면서 환자에게 약의 작용과 부작용을 설명하다가 말문이 막혔다고 하자. 내가 모르는 것을 발견한 것이다.

간호사는 매일 설명하는 일을 한다. 그러니 업무 속에서 메타인지를 기르는 것은 나의 마음에 달려 있다. 모르는 것을 발견했을 때 바쁘고 피곤하다며 그냥 지나칠 것인가? 그렇다면 다음 날도 또 그다음 날도 모르는 상태가 된다. 성장이 더뎌질 수 있다. 부족하다고 느꼈을 때 잠시 멈추고 메모하면 된다. 더 잊기 전에 공부하고 정리해 보자. 다음 날 공부한 내용을 설명하면 된다. 주의 집중-관련성-자신감-만족감의 선순환이 생기고 학습 동기도 유지될 것이다.

스스로 점검하는 힘: 실수와 피드백에서 배우기

내가 놓치고 있는 것을 알아차리는 다른 방법은 스스로 되돌아보거나 피드백을 받아들이는 것이다. 신규간호사가 받는 현장 교육은 피드백의 연속이라 해도 과언이 아니다. 병원에서는 신규간호사에게 알려 줄 것이 많다. 아는 것뿐 아니라 행동으로 옮기도록 도와줘야 하는 일도 많다. 교육은 먼저 말로 설명하고 시범을 보인 뒤 신규간호사가 직접 수행해 보도록 한다. 신규가 수행하면 프리셉터나 선배 간호사가 관찰하고 피드백한다. 신규간호사가 혼자서도 안전하게 수행할 수 있다고 판단하면 독립적으로 업무를 맡기게 된다. 그러니 처음엔 실수도 잦을 수밖에 없다.

결정적인 실수를 막아 주고 피드백해 주는 사람이 있다는 것은 행운이다. 실수하기 전에 옆에서 제동을 걸어 주고, 실수 후에도 피드백을 주기 때문이다. 선배가 하나하나 가르쳐 주면서 피드백을 해 주면 신규간호사는 훨씬 빠르게 업무를 익힐 수 있다. 반대로 아무도 내게 일을 가르쳐 주지 않는다고 생각해 보자. 혼자 갈팡질팡하며 시행착오를 반복해야 한다. 선배와 같은 스키마를 스스로 구축하려면 절대적으로 많은 시간이 필요하다.

중요한 것은 실수했을 때나 피드백을 받을 때의 마음가짐이다. "내가 모르는 것 하나를 또 찾았구나. 모르는 게 또 하나 줄었어."라고 생각해 보면 어떨까? '도장 깨기'처럼 말이다. 부족했던 부분을 메모하여 공부하고 혼잣말로 설명해 보자. 다음 날 출근해서 피드백을 준 선배에게 공부한 것을 설명해 보는 것도 좋다. 아마도 기뻐하고 흐뭇해할 것이다. 이렇게 해서 또다시 주의 집중-관련성-자신감-만족감의 선순환으로 들어가 학습 동기도 유지될 것이다. 반대의 경우라면 어떻게 될까? 실수하여 피드백 받고서 상처받았다고 느낄 수 있다. 자존감이 손상된다. 친구를 만나서 맛있는 걸 먹고 푼다. 하지만 이것으로 끝나면 다음에 또 같은 실수를 반복하고 같은 피드백을 받게 된다.

물론 모든 상황에서 피드백에 따라 자신을 되돌아보아야 하는 건 아니다. 내가 나한테 피드백을 주면 된다. 이것이 바로 '성찰'이다. 하루를 마무리하면서 나로부터 한걸음 물러서자. '오늘 내 모습은 어땠는가?', '내가 놓친 것은 없는가?', '오늘 내 마음 상태는 어땠나?'를 스스로 묻고 답하면 그것이 성찰이다. 내가 오늘 이해한 것이 맞는지 내용을 적어 보거나 정리해 보자. 그러면 학습에 대한 메타인지적 성찰이 된다. 투약 오류를 범했다면 왜 그런 일이 일어났는지 되돌아보자. 어떤 과정을 거쳐 약을 준비하고 투여했는지 되짚어 보자. 돌아보는 과정에서 내가 놓친 것을 발견할 수 있다. 이처럼 성찰은 '되돌아보기'로부터 출발한다.

굳이 간호사가 아니더라도 부족함을 스스로 발견하고 교정할 수 있어야 주도하는 삶을 살 수 있다. 부족함을 알지 못하고 개선하지 않으면 다른 사람이 나를 개선하려 한다. 타인에 의해 휘둘리는 삶을 선택하는 것이다. 스스로 깨어나면 성장이고, 타인에 의해 깨어지면 상처이고 소모다. 선택은 나의 몫이다. 성찰은 실패나 실수를 성공으로 만드는 '바람직한 어려움'을 주는 기회이다. 그러니 루틴으로 만들자. 꼭 거창할 필요는 없다. 마음에 드는 노트를 하나 정해 '성찰 노트'를 만들어 보는 것도 방법이다. 노트를 만들든 메모 앱을 쓰든 자기에게 맞는 방식을 찾아보자. 나를 돌아볼 수 있는 질문을 적고 하루가 끝난 뒤 그 질문에 답해 보자. 그 하루하루가 모여 삶이 된다.

실수하지 않으려는 마음은 중요하다. 하지만 더 중요한 것은 실수했을 때 나를 다시 세우는 힘이다. 아프지만 우리는 한 번 더 성찰할 기회를 만난 것이다. 실수를 받아들이는 태도가 성장의 계기가 될 수 있다. 머지않아 엄청난 힘을 발휘할 것이다.

스스로 조절하는 힘: 계획과 학습 루틴 만들기

이제 나의 부족함을 학습을 통해 행동 변화로 끌어낼 순서다. 신규간호사가 현장 교육 받으면서 학습해야 할 양은 엄청나다. 그 학습량을 줄여줄 수가 없는 것이 임상의 현실이다. 병원마다 사정이 다르다. 신규간호사가 혼자서도 공부하고 익힐 수 있도록 매뉴얼과 학습계획이 잘 갖춰진 곳도 있다. 여건상 아직 준비되지 않은 곳도 있다. 중요한 것은 어떤 상황에서든 그 안에서 최선의 학습계획을 세우는 것은 본인의 몫이라는 점이다.

신규간호사가 어떻게 공부하면 좋을지는 '신규간호사 현장 교육에서 배운 것 써먹기: 첫 성공 경험하기'라는 글에서 다루었다. 다만 이 내용은 표준을 제시한 것에 불과하다. 주어진 상황에서 학습 루틴을 만들어 시간을 짜임새 있게 사용하고 건강도 챙겨야 한다. 교대근무를 하면 자칫 흘러가 버리는 시간이 많을 수 있다. 자신의 몸 상태를 돌아보고 교대근무에 따라 어느 시간대에 공부가 잘되는지 살펴보는 것도 중요하다.

신규간호사 시절 낮번 근무를 시작할 때면 수간호사님은 늘 나를 부르셨다. 그러고는 담당 환자에게 어떤 간호를 할 것인지 말해 보라 하셨다. 떨리는 목소리로 말하면 수간호사님은 끝까지 열심히 들어 주셨다. 처음엔 긴장되었지만 그 과정을 거치고 나니 오히려 자신 있게 간호할 수 있었다. 이것이 계기가 되어 나는 환자별로 어떤 간호를 할 것인지 생각하고 나서 본격 업무를 시작했다. 내가 수간호사가 되었을 때 나도 신규간호사에게 "환자에게 어떤 간호를 할 것인지" 물어보곤 했다. 나의 수간호사님으로부터 배운 것처럼 도와주려는 마음이었다. 그때 내게 답하던 신규간호사도 중견 파트장이 된 지금 신규간호사에게 같은 질문을 건네고 있다고 들었다.

어느 날 수간호사님께 간호계획을 설명하다가 질문을 받았는데 대답을 못 한 적이 있다. 수간호사님은 내게 'Thyroid storm'에 관해서 공부해 오라고 했다. 몰랐던 것이기에 바로 공부하고 다음 날 공부한 것을 말씀드렸다. 그 기억이 이상하게도 따뜻하다. 부담스러운 과제로 여겨지기보다는 모르는 것을 알게 해 주고 싶었던 마음이 전해졌기 때문일 것이다.

신규간호사 시절처럼 공부를 많이 해야 하는 시기에는 학습 루틴을 만들면 어떨까? 에너지가 덜 든다. "공부할까, 말까?", "언제 할까?", "나중에 하지 뭐.", 이런 고민으로 시간을 미루는 것보다 루틴대로 움직이면 된다. 그 차이가 쌓이면 큰 힘이 된다. 신규간호사로서 학습에 집중하는 시간은 길어야 1년이다. 열심히 하면 6개월이면 큰 고비를 넘는다고도 한다. 신규간호사의 시간은 평생에 단 한 번이다. 신규 시절을 어떻게 보내느냐에 따라 간호사의 삶이 달라질 수 있다. 잘 배운 신규간호사는 머지않아 또 다른 누군가의 좋은 선배가 된다. 오늘의 노력은 훗날 후배에게 전해질 따뜻한 기억이 될 것이다. 그 기억을 돌아보며 이야기를 나눌 날이 머지않다.

내면 조절: 마음 다스리기

설명과 성찰로 스스로 점검하고 학습 계획과 루틴을 실행한다 해도 간호사의 매일이 쉽게 녹록해지지는 않는다. 예측할 수 없는 일이 늘 일어난다. 나의 마음 같지 않은 일이 늘 일어난다. 그럴 때 좌절하고 포기하고 싶고 그만두고 싶다는 것을 안다. 나도 그랬으니까. 철저히 준비하고 공부했다고 모든 일이 수월하게 되리라 생각하지만 세상에 그런 일은 없는 것 같다. 정신건강 간호학 시간에 배운 것처럼 마음이 힘들 땐 표현하자. 들어 줄 사람이 없으면 일기장에 적는 것도 좋다. 때로는 일터에서 마주하는 감정과 거리를 두는 것도 필요하다. 최선을 다하되 예기치 않은 일이 생기면 또 '그렇구나' 하면서 '이만해서 다행이다'라고 생각해 보는 것은 어떨까? 그것으로 충분하다.

후회하고 자책하는 것은 소모적인 일이다. 노련한 간호사로 성장하려면 최소 10년은 걸리는 듯하다. 그뿐 아니다. 새로운 부서로 이동하면 다시 신규간호사의 마음으로 되돌아가서 또 배움을 계속한다. 결국 성장은 끝없는 과정이다. 가장 어려운 것이 마음을 다스리는 일인 듯하다. 간호사로 살다 보면 매일 수많은 사람들을 만나고 대화하며 함께 일한다. 그 속에서 부대끼면서 배우고 성장한다. 때로는 수행자처럼 마음을 닦는 기분이 들기도 한다.

일하다가 마음이 힘들어지면 잠시 멈추자. 긴장되면 일을 시작하기 전에 알아차리고 잠시 호흡해 보자. 전신마취 수술 환자에게 심호흡을 가르치듯이 나 자신에게도 심호흡할 시간을 주자. 호흡에 집중하면 마음이 차분해진다. 다시 일로 돌아갈 힘이 생긴다. 요즘엔 손목시계에도 호흡을 돕는 기능이 있다. 작게라도 실천해 보자. 활동적인 것을 좋아한다면 달리기나 스트레칭 같은 운동을 해 보자. 자연스럽게 깊은숨이 쉬어져서 심호흡과 같은 효과가 있다. 정적인 것을 좋아한다면 명상이 도움 될 수 있다.

나도 꾸준히 일상 명상을 하지는 못했지만 선원에서 숙박하며 진행하는 집중 수행에 몇 차례 참여한 적이 있다. 집중 수행에서의 처음 며칠은 매우 고통스럽다. 하지만 호흡에 집중하다 보면 산란함이 사라지고 절로 호흡에 집중하게 되는 시간이 찾아온다. 그때는 내 몸과 마음의 세밀한 움직임까지도 하나하나 알아차릴 수 있었다. 수행을 마치고 돌아오면 마음속에 늘 자리하던 화가 사라진 것을 주변 사람들이 먼저 알아보았다. 집중 수행을 다녀온 뒤에는 감정 때문에 소모적으로 시간을 보내던 일이 줄어들었다. 명상이 단순히 휴식이 아니라 마음의 평온과 알아차림으로 가는 길임을 깨닫게 되었다. 이렇게 호흡은 마음을 다스리고 나를 알아차리게 하는 가장 단순한 방법이다.

나도 그만두고 싶던 신규 시절을 넘기고 일터에 끝까지 남아서 성장했다. 여러분도 중요한 시절에 몸과 마음을 다스려서 평안하길 바라는 마음이다. 간호사는 함께 하는 동료와 우리가 돌보는 환자를 통해서 배우고 다시 나를 세울 수 있는 직업이다. 지금은 부족해도 괜찮다. 성찰하고 조절하는 힘인 메타인지를 키우면 조금씩 성장해 나갈 수 있다.

5. 초보자에서 어느덧 전문가로
  : 실패의 역설

신규간호사는 누구나 실수를 경험한다. 실수의 원인은 초보자와 전문가의 인지 구조가 다르기 때문이다. 이번에는 초보자와 전문가가 무엇이 다른지 비교하고 방향을 제시하려고 한다.

초보자는 왜 자꾸 실수할까: 표면적 단서에 머무는 사고

초보자는 개념과 아이디어가 잘 연결되지 않아서 지식이 단편적이고 체계가 부족하다. 새로운 지식을 한꺼번에 많이 접하면 청킹하여 분류하는 데 어려움을 겪는다. 그러다 보니 단편적인 요소만을 고려하여 정보를 분류한다. 작업기억에서 청킹되지 못한 지식은 잊히거나 연결되지 않은 채 단편적으로 남는다. 학습한 지식도 단편적으로만 작동하여 필요할 때 인출하지 못하거나 조각으로 인출된다.

초보자는 어떤 현상을 접할 때도 원인보다는 표면적인 특성을 중심으로 문제를 해결하려 한다. 환자 사정 결과를 의사나 다음 근무조 간호사에게 알릴 때도 "체온이 38.3도, 혈압은 170/100이고 호흡수는 26회입니다."처럼 단편적 사실을 말하는 경우가 대부분이다. 변화의 의미를 해석하기보다 수치만 나열한다. 따라서 듣는 의사나 다음 근무조 간호사가 해석해야 한다. 환자의 수액을 교체하고 온 신규간호사가 그 환자의 의식 저하를 놓치는 일도 있다. 초보자는 작업기억 용량이 작아서 주의의 범위가 좁다. 따라서 중요하게 여기는 부분에 집중하느라 다른 변화를 인지하지 못한 것이다. 초보자는 머릿속에 지식이 있어도 문제해결 경험이 없다. 그래서 문제 상황에서 지식을 어떻게 써야 할지 알지 못한다.

굳이 인지심리학 이론을 내세울 필요도 없다. 수많은 신규간호사의 성장을 지켜본 경험에 의하면 이러한 현상은 '정상'이다. 초보자의 사고 구조가 아직 형성 중이기 때문이다. 아이가 발달 단계를 거치며 성인이 되듯이 이는 신규간호사의 자연스러운 발달 단계이다. 다만 그것을 자연스러운 과정으로 인식하지 못하는 신규간호사의 마음이 이를 문제로 만드는 게 아닐까 한다. 임상 현장의 여건상 신규간호사가 빨리 커 주었으면 하는 현실적인 상황 때문에 조급한 기대를 할 수도 있다. 신규간호사가 울먹거리면서 이런 자책의 말을 할 때면 나는 늘 이렇게 말해 주었다. "딩동댕, 정상입니다!"

지금 부족해 보이는 자신의 모습은 실패가 아니라 과정이다. 식물이 성장하려면 물, 바람, 햇빛, 계절의 변화, 꾸준한 보살핌과 기다림이 필요하다. 하물며 사람을 돌보는 간호사는 어떠하겠는가? 자신에게 시간을 주고 꾸준히 나아가 보자. 프리셉터와 선배 간호사들도 그 같은 시간을 겪었다. 여러분이 보지 못했을 뿐이다. 그저 어제의 나와 오늘의 나만 비교하면 된다.

전문가는 어떻게 다르게 판단할까: 원리를 꿰뚫고 유연하게 적용하는 힘

　전문가는 직관을 기반으로 복잡한 임상 상황을 전체적으로 파악하고, 반성적 사고를 통해 판단한다. 이에 따라 어떤 문제 상황에서도 신속하고 적절하게 대응할 수 있는 사람이다. 전문가는 지식 구조가 체계적으로 조직되어 적합한 기준으로 여러 요소를 고려하여 정보를 분류할 수 있다. 따라서 전문가는 지식을 원리 중심으로 체계화하여 문제를 해결한다. 어떠한 문제 상황에서도 지식을 유연하게 인출할 수 있다. 뛰어난 능력을 소유했음에도 초보자보다 더 신중하고 조심스럽게 문제를 해결하려고 노력한다. 전문가가 되기까지 실패도 그만큼 많이 겪어보았기 때문이다.

　전문가는 의사에게 환자 상태의 변화를 알릴 때도 단순한 사실뿐 아니라 배경을 포함하여 전달한다. 자신의 판단이나 의견도 제시한다. "환자가 오늘 아침부터 의식이 약간 흐려졌고, 체온이 38.3도입니다. 혈압도 평소보다 높아 170/100으로 측정되었습니다. 감염 가능성이 높아 보이며, 패혈증일 수도 있어서, 검사(Lab) 시행이 필요할 것 같습니다." 이와 같이 활력징후를 의미 있게 연결하여 상태 변화를 해석한다. 관찰 결과를 원인-결과 관계로 청킹하여 다음 의사결정을 예측하거나 제안한다. 듣는 의사나 다음 근무조 간호사는 해석할 필요 없이 제안을 참고하여 바로 의사결정을 고민하게 된다.

　이는 단지 말하는 방식의 차이가 아니다. 어떤 정보를 중요하게 여기고 어떻게 연결하느냐의 차이이다. 바로 그 지점에서 임상 추론 능력과 비판적 사고의 숙련도가 드러난다. 아마도 전문가의 사고 구조에 이르기까지 수많은 경험과 성찰이 있었을 것이다. 실패도 많이 겪었을 것이다. 그러다 보니 오히려 전문가가 될수록 자신을 과신하지 않고 겸손하게 임한다.

신규간호사 여러분들이 본 선배 간호사들은 이런 길을 겪어 왔을 것이다. 나는 신규간호사들에게 항상 이렇게 말했다. "이제 막 간호사가 되었으면서 어떻게 선배만큼 잘 하려고 하는가? 그러니 선배와 비교할 필요 없다."라고 말이다. 전문가가 되려면 실패를 많이 겪고 그 실패 속에서 배우고 되돌아보며 다지는 시간이 필요하다. 단순히 경험을 많이 하는 것뿐이 아니라 경험을 몸과 마음에 아로새기는 시간을 겪은 것이다. 묵묵히 가다 보면 나도 모르는 사이에 남들이 나를 전문가로 대하는 순간이 온다.

초보자에서 전문가로: 실패를 넘어서는 학습과 성찰

이제부터는 초보자에서 전문가로 가기 위해 길러야 할 역량과 방법을 알려 주려 한다. 헤매지 않으면서 빨리 갈 수 있도록 말이다.

■ 첫째, 정보를 분류하는 능력: 기초지식 스키마 만들기

초보자는 전문가와 비교하면 정보를 분류하는 데 어려움을 겪는다. 개념을 범주화하는 과정을 통해 정보를 체계적으로 분류하고 조직하는 연습을 해 보자. 앞서 언급했던 '간호학 기초지식 스키마'를 만들어 보면 된다. 간호 학생이든, 신규간호사이든 지금 시작할 수 있다. 마인드맵, 개념도, 엑셀 비교표 중에 자신에게 맞는 방법을 이용하여 정리해 보자. 정보를 분류하는 기준이 세워질 것이다. 나아가 정리한 결과물이 내 머릿속 스키마로 들어가 연결되는 느낌이 들 것이다.

■ 둘째, 표면적 특성의 원리 찾기: 병태생리 중심 사고하기

초보자는 원인보다는 표면적 특성을 중심으로 문제를 해결한다. 환자를 파악할 때 표면적인 현상에 머물지 않고 환자의 증상이나 징후의 발생 원리에 초점을 맞추어서 파악해 보자. 그러면 문제해결 방법은 저절로 떠오른다. 임상 상황은 단순한 지식이 아니라 원리와 연결되어 나타나는 결과다. 특히 자신이 주로 돌보는 질환의 병태생리나 약리학을 학습하면 좋다. 학습한 내용을 질환이나 증상의 원리에 따른 간호 중재를 스크립트로 정리해 보자. 그런 방식으로 원리와 문제해결 방법을 연결하여 정리하다 보면 자신감과 만족감이 상승할 것이다.

■ 셋째, 지식과 실무 연결하기: OPT 모델 적용하기

초보자는 문제해결 경험이 없어서 지식을 어떻게 이용해야 할지 모른다. 따라서 상황에 따라 어떤 지식을 사용해야 하는지 정보를 처리하는 방식을 연습해 두면 좋다. 자주 접하게 되는 유형의 환자 사례를 OPT 모델로 정리해 보자. 마지막 성찰 단계에서 스스로에게 질문해 보자. 실제 환자 상황으로부터 배우게 된다. 그러면 '이 지식이 이렇게 쓰이는구나'하고 깨닫게 될 것이다. 한결 머릿속이 명확해진다. 경험을 지나치는 것이 아니라 꽉 붙잡는 기분이 들 것이다. 이때 명확하지 않은 부분이 있으면 '질환별 스크립트'를 작성하면 더할 나위 없다.

■ 넷째, 메타인지 훈련: 내 생각 돌아보기

초보자라도 자신의 노력에 따라 전문가로 가는 길을 앞당길 수 있다. 문제를 해결한 상황에 대해 메타인지를 가동해 보자. 자신의 생각을 관찰하고 조절하는 연습을 해 보자. 자신에게 질문해 보자. '내가 왜 이렇게 판단했을까?', '부족했던 점은 무엇이었나?', '오늘 피드백 받은 내용은 어떤 의미인가?', '내가 같은 피드백을 받지 않으려면 어떤 학습을 보완해야 하나?' 이렇게 스스로 묻자. 그리고 마음을 가다듬고 다음 스텝을 준비하자. 병원에서는 이렇게 말한다. '간호사들이 환자를 잘 도울 수 있는 간호사로 성장하려면 최소 10년이 필요하다' 실패를 성찰로 바꾸면서 성장이 시작된다.

좌절하거나 망설이지 말고 한 발 한 발 걸어가 보길 바란다. 그리고 그 길 끝에서 여러분이 후배에게 다시 길을 안내하게 되는 날이 곧 찾아올 것이다. 그날 여러분은 누군가가 전문가로 성장할 수 있게 이끌어주는 든든한 디딤돌이 되어 있을 것이다.

6. 신규간호사의 마음가짐
: 나는 누구이며, 왜 이 일을 하는가?

나는 왜 이 자리에 있는가: 존재 이유 세우기

간호사가 된 계기는 사람마다 다르다. 어렸을 때부터 간호사의 꿈을 키워 온 이가 있는가 하면 나처럼 외적인 동기로 선택한 이도 적지 않다. 어떻게 이 일을 시작하게 되었는지는 이제 중요하지 않다. 간호사는 다른 이들의 건강을 돌보는 이타적인 일을 하기 때문이다. 세상에 많은 직업이 있지만 이타적인 직업일수록 존재 이유가 분명해야 한다. 그래야만 나를 통해 다른 사람이 이로울 수 있으니까 말이다.

'나는 무엇 하는 사람이며, 왜 이 일을 하는가?'라는 질문은 어떻게 여기까지 오게 되었는지를 묻고자 함이 아니다. 지금 여기에서 어떤 마음으로 임하고 있는지 묻는 말이다. 사실 그 물음은 한 번으로도 충분하지 않다. 나도 그랬고 내가 보아 온 신규간호사들도 그러했다. 끊임없이 질문을 던져야 한다. 간호사의 현실은 쉽지 않다. 그러니 시작도 전에 흔들리는 이들에게 이 말만은 전하고 싶다. 이 질문을 놓지 않았으면 한다. "나는 무엇

하는 사람이며, 나는 왜 이 일을 하는가?" 단순히 급여 때문에 일한다고 생각하면 매일의 과정을 지나기가 더욱 버겁다. 결국 나의 존재 이유에 대한 물음을 붙잡으며 노동의 대가를 넘어 내가 일하는 의미를 찾아왔다.

나는 출근할 때마다 두 가지 존재 이유를 내 마음대로 붙여 가며 살아냈다. 일이 잘 풀리고 보람이 느껴질 때는 이렇게 생각했다. "나는 후배 간호사들의 성장을 돕는 선배다. 신규간호사들이 인생 첫 근무지에서 바르게 배우고 성장하도록 돕는 사람이다." 그러다가 일이 삐걱대고 마음먹은 대로 되지 않을 때는 깃발을 바꿔서 들었다. "나는 돈을 벌기 위해 일한다. 봉사하려고 이곳에 온 것이 아니다. 그러니 힘들어도 오늘 하루를 또 살아내자." 상황에 따라 깃발을 바꿔 들며 지내온 것이 나의 작은 비결이었다.

소명 의식도 좋고, 안정된 직업으로서의 가치도 좋고 개인적 성장의 의미도 좋다. 메타인지를 가동하여 나 자신을 알아보자. 내가 직업에서 소중하게 생각하는 것이 무엇인지 들여다보자. 그렇게 나는 무엇 하는 사람이며 왜 이 일을 하는지 끊임없이 물으며 존재하는 이유를 세우고 찾아가며 성장해 온 것 같다. 이를 통해 무엇이 되었든 자신의 직업 가치를 나의 언어로 드러낼 수 있어야 한다. 그 물음을 잃지 않는 한 당신은 이미 간호사로서 성장의 길 위에 서 있는 것이다.

병원의 현실 속에서 나답게 선택하기
: 겪어낼지, 떠날지, 배우며 성장할지

나의 존재 이유를 분명히 했다면 이제 현실 속으로 걸어 들어가 보자. 내가 갈 수 있는 병원의 범위, 내가 선택 기준으로 중요하게 여기는 것이 무엇인가 생각해 보자. 나에 대한 탐구를 통해 남들이 말하는 병원의 기준이 아니라 '나답게 선택하는 것'의 기준을 정해 보자. 이제 병원 현장으로 들어가 보자. 병원의 규모를 떠나서 학생이 사회에 처음 나와서 겪는 괴리감은 상당하다. 나도 그랬다. 학생 때 배운 것과 실제는 다르다. 내가 컨설팅하면서 본 중소병원의 모습은 각양각색이었다. 병원 환경은 천차만별이고 근무 환경이나 조직 문화도 다르다. 어찌 되었든 변화하는 병원 환경에서 신규간호사가 일을 배우고 시작하기에 쉽지 않은 건 분명해 보였다.

상급종합병원은 교육과 업무 체계가 잘 되어 있는 편이다. 중증 환자 간호 경험을 할 수 있으나 업무 강도가 매우 높다. 규모가 작은 병원으로 갈수록 교육과 업무 체계가 점차 흔들린다. 업무 강도 역시 만만치 않다. 신규간호사가 거의 스스로 적응해야 하는 경우도 있다. 인력난이 주요 원인으로 보였다. 신규간호사들이 미처 1년을 채우기도 전에 그만두는 일이 허다하여 병원이 교육 시스템을 유지하기에 역부족인 듯싶었다. 악순환의 고리에서 빠져나오지 못하는 듯 보였다.

이런 환경에서 신규간호사들이 공통으로 맞닥뜨리는 건 두려움, 혼란, 자기 정체성의 흔들림이다. 내가 신규간호사를 시작할 때보다 지금의 후배들이 겪는 현실은 가히 벽으로 느껴질 만하다. 부디 부족함을 자신의 탓으로만 돌리지 않기를 바란다. 문제는 신규간호사 자신이 아니라 상황이다. 다만 신규간호사라도 간호사로서 필요한 이론적 지식은 이미 학교에서 배우고 왔다. 프리셉터는 백지를 채워 주는 사람이 아니다. 학교에서 쌓은 기초 위에 현장의 색을 덧입히도록 돕는 사람이다.

선택지는 다양하다. 겪어내면서 배울 수도 있다. 더 나은 환경을 찾아 옮길 수도 있다. 어느 환경에서든 나만의 방향을 찾아서 배움과 의미를 쌓아가 보자. 어느 것도 정답이거나 오답인 것은 아니다. 지금 내 상황과 가치에 맞는 길을 고르는 것. 그 자체가 전문직으로서의 첫걸음이다. 정답은 없지만 '내가 선택했다'라는 그 사실만으로 이미 주도적으로 걸음을 내딛고 있는 것이다.

과정일 뿐: 하루하루 지금 이대로 충분하다

신규간호사의 첫해는 누구에게나 힘들다. 서툴고, 실수도 잦고, 감정 기복도 심하다. 그러나 그것은 '잘 못하는 나'가 아니라 '배우는 중인 나'의 자연스러운 모습이다.

하루하루 살아내며 배우는 경험이 쌓여 분명히 어제와 다른 오늘의 내가 될 것이다. 실수와 좌절도 성장의 일부이다. 지금 이 순간조차도 과정의 중요한 한 부분이다. 내가 나아갈 방향을 정하고 내가 선택한 현실을 받아들였다면 자신을 있는 그대로 인정해 주자. 이 길이 맞나 남들에게 물을 필요도 없다. 그냥 오늘 하루를 살아내면 된다. 출근할 때 존재 이유를 묻고 그날의 마음가짐에 따라 오늘을 온전히 보내면 된다. 너무 멀리 있는 봉우리를 바라볼 필요 없다. 더 멀게만 느껴질 뿐이다. 지난날을 후회할 필요도 없다. 다만 오늘 여기에서 내가 든 깃발대로 하루를 보내면 될 일이다.

흔히 만족감은 기대감을 분모로 결과를 분자로 계산한다고 한다. 신규 간호사가 내는 업무 성과는 생각만치 빠르게 높아지지 않는다. 시간을 두고 서서히 높아진다. 힘들 때는 잠시 멈추고 나의 기대감이 지나치게 높지는 않았는지 돌아보자.

만족감 = 수행 결과 ÷ 기대감

신규간호사들에게 제안한다. 첫째, **자신에 대한 기대를 현실화하자.** 여기까지 이 책을 읽었다면 자신을 있는 그대로 인정하고 기대치를 현실화할 수 있을 것이다. 두 번째로, **수행 결과를 높이도록 꾸준히 노력하자.** 이 책은 여러분의 수행 결과를 높이는 비결을 담아 놓았다. 마지막으로, 물음 하나만 놓지 않고 걸어가 보자. 흔들리지 않고 걷다 보면 그 어디에서도 성장의 길을 발견할 것이다. **"나는 왜 이 일을 하는가?"**

Part 7

서로 이끌어 주고 성장하는 문화

: 두려움 없이 WIN-WIN 하는 간호 조직

1. 스스로 공부하는 분위기 만들기
: 신규간호사를 맞이하는 준비

지금까지는 신규간호사에게 필요한 배움의 태도와 방법을 이야기했다. 이제부터는 신규를 맞이하는 선배에게 전하는 글을 쓰려고 한다. 이 책의 대부분을 간호 학생이나 신규간호사가 어떻게 준비해야 하는지에 집중했다. 그러나 선배 간호사도 잘 알듯이 선배의 도움 없이 후배의 노력만으로 적응하고 성장하기는 쉽지 않다. 병원마다 여건과 자원이 다르다. 지금부터 적는 이야기가 후배를 맞이하는 데 도움이 되었으면 한다.

환영하는 분위기: 첫인상에서 느껴지는 안정감

여기에서는 내가 그간 어떻게 신규간호사를 맞이했는지 경험 위주로 적으려 한다. 병원마다 부서마다 다양한 방식으로 신규간호사를 환영하고 있을 줄 안다. 어느 곳에서건 신규간호사를 따뜻하게 맞이하는 문화가 자리 잡기를 바라며 적어 보려 한다. 병원마다 다르겠지만 신규간호사는 직무교육 기간에 부서 배치를 받는 것이 보통이다. 배치 후 바로 다음 날부터 출근하는 병원도, 며칠의 기간이 주어진 곳도 있을 것이다. 대개는 출근 전에 부서로 가서 인사 나누고 사전 안내를 받는다. 나는 신규간호사가 부서를 배치받고 인사하러 올 때 각별한 환영의 마음으로 맞이했다.

신규간호사가 첫인사를 올 때면 아침부터 간호사들에게 공지하고 환영의 마음을 준비시켰다. 신규간호사가 오면 알릴 테니 바쁘더라도 잠시 간호사실로 모여 달라고 했다. 신규간호사가 오면 선배들이 간호사실에 동그랗게 모여 선다. 신규간호사가 인사를 하면 선배들이 활짝 웃으면서 환영 인사를 전한다. 그리 오래 걸리지는 않는다. 선배들은 그것이 뭘 의미하는지 안다. 왜냐하면 자신도 신규간호사 때 그렇게 환영을 받았으니까.

두렵고 긴장된 얼굴로 들어온 신규간호사도 환영 인사를 마치고 나면 설렘과 안도의 표정으로 바뀐다. 이어서 병동을 돌며 공간을 소개하고 미처 인사하지 못한 선배나 보조원이나 전공의와도 인사를 나눈다. 마지막으로 탈의실을 안내한다. 요즘엔 개인 옷장을 두지 않는 곳도 있지만 개인 옷장이 있다면 반드시 이름표를 붙여 둔다. 이것이야말로 누군가를 맞이하기 위해 준비했다는 증거다. 나는 늘 직접 이름표를 붙였다. 누군가를 맞이하는 준비를 한다는 건 늘 설레고 기쁜 일이었다. 자신의 이름이 새겨져 있는 옷장을 보는 순간 신규간호사는 비로소 이곳이 자신이 있을 곳이라는 소속감을 느낀다. 나는 그 감정을 선물하고 싶었다.

마지막 순서로 병동에서 신규간호사를 위해 마련해 놓은 매뉴얼과 핸드북을 건넨다. 다음 첫 근무 전까지 한 번만 훑어보고 오라고 일러 준다. 너무 열심히 보지 않아도 된다는 설명도 덧붙인다. 그냥 어떤 내용이 있는지 목차만 보아도 대략적인 마음의 준비를 할 수 있을 것이다. 덧붙여 말하자면 신규간호사들이 병동에서 받은 자료와 환영 행사에 대해 동기들에게 자랑했다는 이야기를 들었다. 동기들이 부러워했음은 두말할 나위 없다. 나는 이렇게 환영 인사를 나누는 과정을 중요하게 생각했다. 환영받는다는 느낌은 낯선 세계에 첫발을 들이는 두려움과 긴장감을 누그러뜨릴 수 있기 때문이다. 환영은 내가 신규간호사를 맞이하면서 해 줄 수 있는 첫 번째 선물이었다.

길잡이가 되는 자료: 자기주도학습 가능한 자료 준비

이 글의 앞부분을 모두 신규간호사가 스스로 동기부여하고 학습해야 한다는 내용으로 채웠다. 그러나 실제로 어느 후배 간호사도 혼자서 일어서지는 않았다. 그래서 필요한 것이 바로 '자료'다. 자료가 있으면 선배의 수고를 줄일 수 있다. 신규는 자기주도적으로 학습할 수 있다. 이것이 윈윈의 지름길이다. 규모가 큰 병원은 이미 다양한 교육자료와 지침이 잘 갖추어져 있을 것이다. 그러나 여건상 아직 자료를 충분히 마련하지 못한 곳도 많다. 그렇다고 처음부터 모든 것을 완벽히 갖추려 하면 부담이 크다. 대신 작은 것부터 시작해 보자. 한 주제씩 정리해 두자. 필요할 때마다 여건이 될 때마다 조금씩 보탠다면 곧 혼자서도 공부할 수 있는 든든한 자료가 될 것이다.

신규간호사는 스키마와 스크립트가 빈약하다. 임상 현장에서 필요한 기초지식이 무엇인지 잘 모를 것이다. 어떤 환자들이 주로 입원하는지, 어떤 검사를 하는지, 어떤 약물을 투여하는지, 어떤 간호를 하는지도 모른다. 선배들은 임상 현장에서 경험적으로 구성한 스키마와 스크립트를 보유하고 있을 것이다. 서로 소통하려면 스키마에 공통분모가 있어야 한다. 신규간호사가 선배만큼의 스키마와 스크립트를 보유하려면 선배 간호사만큼의 경험을 쌓아야 한다. 그러니 스키마가 구성되지 않은 신규간호사와 소통이 원활할 리 없다. 그래서 인계해도 잘 이해하지 못하는 일이 생긴다. 분명히 설명했는데 못 들었다고 하는 일도 더러 있다.

이런 일을 자주 겪는 선배 간호사들은 지치고 힘들다. 어렵사리 교육한 신규간호사가 갑자기 출근하지 않는 경우도 있다. 이럴 땐 다시 새로운 간호사를 맞이할 마음이 일어나지 않는 것도 당연하다. 악순환이 일어날 땐 누군가가 그 고리를 끊어내야 하지 않을까? 신규간호사가 주도적으로 학습할 수 있는 자료를 제공하자. 선순환의 시작이 될 수 있다.

■ 첫째, 부서 특성에 대한 스키마와 스크립트를 제공하자

스키마와 스크립트를 제공하려면 우리 부서에 다빈도로 입원하는 환자의 질환명, 치료 유형, 환자의 흐름을 제공하자. 선배의 머릿속에 있는 스키마나 스크립트를 그려 보면 더욱 좋다. 어떤 생리학적·약리학적 지식이 필요한 곳인지 알려 주자. 다빈도로 일어나는 프로세스를 시각화해 줘도 좋다. 선배님들은 쉽게 그릴 수 있을 것이다. 신규간호사가 이를 참고해서 자신의 스키마와 스크립트를 빨리 그릴 수 있을 것이다.

■ 둘째, 현장 교육 기간에 맞추어 학습할 목록을 만들어 주자

최근에는 현장 교육 전담간호사가 배치되어 이미 구축된 매뉴얼이 있을 수 있다. 대한간호협회의 표준 자료를 참고하여 부서 상황에 맞게 수정·보완하는 것도 방법이다. 특히 주차별 학습 로드맵을 미리 제시해 준다면, 신규간호사가 훨씬 체계적으로 업무를 배울 수 있을 것이다. 선배

님들이 쉽고 단순한 것부터 어렵고 복잡한 것의 순서로 정리해 줄 수 있을 것이다. 체크리스트처럼 활용하면서 하나하나 완료 표시를 할 수 있도록 만들어 주면 더 좋다.

■ 셋째, 병동만의 핸드북이나 업무 매뉴얼을 제공하자

부서에서 많이 시행되는 검사와 시술 등의 절차와 유의 사항 같은 것을 정리해 주자. 이러한 자료가 비치되어 있긴 하나 업데이트가 안 된 경우가 있었다. 바쁘지만 이것만큼은 업데이트 주기를 정해 놓고 수정·보완하자. 매뉴얼만 잘 되어 있으면 걱정이 없다. 사실 선배 간호사들은 이런 자료가 필요 없다. 몇 번만 경험해도 머릿속에 저장되니까. 사실 신규간호사도 조금만 지나도 이런 자료가 필요 없어진다. 하지만 신규 시절에는 절대적으로 필요한 것임을 선배들도 겪어 보아 알 것이다.

우리의 임상 현장에서는 프리셉터도 신규간호사도 모두 바쁘다. 같은 내용을 반복하여 묻는 것도 반복하여 알려 주는 사람도 힘들다. 자료가 있다면 매번 일일이 설명하지 않아도 신규간호사가 스스로 찾아보고 따라갈 수 있다. 오래된 자료가 있다면 선배들이 마음을 모아 업데이트하자. 조금씩이라도 말이다. 주기적으로 업데이트를 일상화하자. 조금씩 모인 정성으로 귀한 자료가 만들어지고 후배와 선배 모두 지치지 않게 된다.

도울 지점 공유하기: 언제, 무엇을 도와줄지 정하기

현장 교육은 몇 주면 끝나지만 신규간호사는 6개월에서 1년까지는 도움이 필요하다. 교육 기간에 경험하지 못한 상황을 이후에 마주할 수도 있다. 선배는 그 경계를 잘 알지만, 신규는 알기 어렵다. 그래서 어느 지점까지는 혼자 해 보고 어떤 상황에서는 반드시 도움을 청하라는 명확한 가이드가 필요하다. 교육학에서는 이런 지원 과정을 '비계(scaffolding)'라고 부른다. 이는 학습자가 혼자서는 해결하기 어려운 과제를 적절한 울타리 안에서 시도하도록 돕는 지원책이다. 최근 의학교육 연구에서도 이 개념이 학습자의 자기주도적 성장을 돕는 원리로 제시되고 있다(Taylor와 Hamdy, 2013).

"모르면 언제든지 물어보라. 도움을 청해라."라는 말은 친절하지만 모호하다. 신규간호사는 무엇이 '도움을 청해야 하는 상황'인지 알기 어렵다. 이때 선배들이 분명한 범위를 주면 된다. 그러면 신규간호사는 자신이 주도해야 할 일과 도움을 요청해야 하는 일을 구분해 낼 수 있다.

■ 도움을 요청해야 하는 대표적 상황 예시

- **환자 상태 급변**: 의식 저하, 활력징후 급격한 변화, SpO_2 저하
- **출혈 상황**: 혈변, 위장관 배액관 출혈, 복수 천자액 출혈
- **기기·시술 관련**: 중심정맥관 폐색, 처음 해 보는 투약·검사·시술
- **예기치 못한 돌발 상황**: 환자·보호자 민원, 투약/낙상 보고서 작성 등

물론 바쁜 현장에서 이런 약속을 늘 지키기는 쉽지 않다. 그러나 작은 약속이라도 있으면 신규는 불필요하게 눈치 보지 않고 일할 수 있다. 선배는 자신의 업무를 하면서 후배를 돕느라 소진되는 것을 예방할 수 있다. 작은 준비와 약속으로 서로 윈윈(win-win) 할 수 있다.

2. 임상 현장 간호 교육자의 마음가짐
　 : 먼저 공부하고 준비하기

교육자: 먼저 배우는 사람

　최근에 중요한 변화 중 하나로, 병원마다 현장 교육 전담간호사를 배치한 것을 들 수 있다. 내가 컨설팅했던 몇몇 병원도 새롭게 발령받은 현장 교육 전담간호사가 활동하고 있었다. 그들은 발령을 받고 기본 교육만 받은 후 곧바로 업무를 시작했다고 했다. 들어보니 발탁되었다는 기쁨도 잠시였다. 기대에 부응하기 위해 노력했으나 실제로 새로운 교육 업무를 하려니 어려움이 많았다고 했다. 역할에 대한 기대에 비해 교육자로서의 역량이 따라 주지 않아 힘들다고 했다.

　교육 전담간호사에 대한 인식이 채 정립되지 않은 것도 힘든 이유 중의 하나였다. 당장 눈앞의 환자 간호를 우선해 오던 인식에 따라 바쁠 때는 얼마 전까지 해 오던 간호 업무에 복귀하기도 했다. 그럴 때마다 번번이 교육 업무가 뒤로 밀리기도 했다. 이는 현장 교육 전담간호사 개인의 문제가 아니었다. 새로운 제도를 도입하고 정착하는 단계에서 겪어나가는 과정의 하나로 보였다. 그렇다. 간호사로 오래 일한 경험이 있는 것과 신규간호사를 교육하는 업무를 하는 것은 전혀 다른 일이다. 짧은 교육만 받고 곧바로 교육 업무를 맡는 것은 누구에게나 버거운 일이다. 준비되지 않은 채로 업무를 하려면 교육 전담간호사 자신도 힘들고 신규간호사에게도 혼란을 줄 수 있다.

간호부서장, 교육팀장께 교육 전담간호사가 어떤 역할을 하는 사람인지 설명해 드렸다. 신규간호사를 교육하려면 어떤 준비가 필요하다는 것에 대해 안내해 드렸다. 현장 교육 전담간호사가 가장 어려워하는 것은 교육과정을 기획하고 개발하는 것이었다. 이를 위해 그들을 대상으로 한 교육과정을 개발했다. 교육과정 개발 방법부터 신규간호사의 사고를 촉진하는 법, 교육자료 개발까지 실질적인 방법론을 공유하고 스스로 개발하도록 도왔다. 프리셉터 과정을 운영하지 않는 병원에서는 프리셉터 과정을 개발할 수 있도록 도왔다.

이들에게는 일방적으로 강의만 한 것이 아니었다. 그들이 스스로 교육과정을 개발하는 과제를 짧은 시간 안에 수행하게 했다. 간호사들은 언제 어디에서나 열정적이다. 얼마 안 되는 시간 내에 과제를 완수하며 점차 교육자로서의 면모를 갖추어 갔다. 이러한 교육과정을 마무리할 때 누구보다 기뻐한 사람은 교육 전담간호사들이었다. 그간 신규간호사들을 잘 가르치고 싶었지만 방법을 알 수 없어서 막막했다고 했다. 컨설팅을 마무리하는 마지막 시간에 방향을 제시해 주어 든든하다고 하고 감사하다는 인사를 받았다.

이 책은 신규간호사뿐 아니라 그들을 가르치는 교육 전담간호사들에게도 도움이 되기를 바란다. 상급종합병원을 제외하면 임상 현장에 교육 전문가라는 개념이 자리 잡은 지는 오래되지 않았다. 그러니 이제부터 함께 공부하면 된다.

학습 원리를 현장 교육에 적용하기

이 책의 내용을 그대로 적용하라고 권하고 싶다. 한 번씩 훑어보자면 다음과 같다. 간호 학생도 신규간호사도 감각기억, 작업기억, 장기기억의 흐름을 따라 공부하고 배운다. 따라서 교육자도 각 기억 단계에서 효과적으로 정보를 저장하고 인출하도록 도우면 된다. 이를 위해 교육자는 먼저 학습과 사고의 원리를 이해하고 이를 현장에 적용해 보아야 한다. 컨설팅했던 병원에서 맨 처음 강의했던 내용도 학습과 사고의 원리, 즉 정보처리체계였다. 이 책의 순서대로 학습과 사고의 원리를 익혀 보자. 효과적인 학습 전략을 적용하고 실천해 보자.

신규간호사를 도울 때는 기초지식의 정도를 점검하고 부족한 기초지식을 보완하게 하자. 배운 것은 효과적으로 정리하여 저장하도록 돕자. 이를 위해 교육자가 먼저 코넬 노트, 개념도, 마인드맵, 엑셀 등의 도구를 사용할 줄 알아야겠다. 교육자가 먼저 이러한 도구를 익히고 안내해 주면 효과적이다.

인출은 강력한 학습 방법이다. 신규간호사가 학습한 내용을 말할 기회를 자주 주자. 말하는 것만으로도 기억이 강화된다. 어려운 술기를 할 때면 머릿속에서 먼저 인출하여 시뮬레이션해 본 후 실제로 수행하게 해 보자. 인출하도록 도우려면 질문할 수 있어야 한다. 질문에 답하는 신규간호사의 말을 잘 들어 주자. 질문한 뒤에는 충분히 생각할 시간을 주는 것도 기억하자. 장기기억에서 답을 찾아서 인출하는 데 시간이 걸린다고 한다. 질문할 때는 두려움 없이 답할 수 있도록 해 주어야 한다. 그래야만 신규간호사가 편안한 상태에서 기억을 떠올릴 수 있다.

신규간호사에게 학습할 자료를 제공할 때는 인지 부하 이론을 염두에 두자. 인지 부하가 크면 학습 동기가 떨어진다. 정보량 자체를 줄이기는 어렵다. 신규간호사의 스키마 유형을 파악해 보자. 스키마 형성에 도움이 되도록 많은 양의 정보는 분류하고 범주화하여 제공하자. 원인과 결과 관계가 드러난 자료면 더욱 좋다. 텍스트 자료보다 개념도, 마인드맵, 도표, 이미지의 형태로 구조화하고 시각화하면 기억에 남는다. 정보를 제공한 후에는 2~3일 이내에 원인과 결과 관계로 연결하여 한 장으로 구조화하여 정리하도록 돕는다.

임상 추론 망이나 OPT 모델도 교육자가 먼저 사용해 보고 익히자. 몇 번 시도해 보면 어려운 환자의 사례 연구에 활용할 수 있다. OPT 모델을 사용하다가 막히면 스스로에게 질문해 보면 된다. "이것 말고 다른 문제는 없을까?" 이 과정을 통해 신규간호사에게 어떻게 질문을 던질지도 연습할 수 있다. 신규간호사에게 질문할 때는 두려움 없이 생각을 말할 수 있도록 분위기를 조성하고 기다려 준다.

같은 내용을 교육해도 신규간호사는 잘 이해 못 할 수 있다. 경험에 의한 스키마나 스크립트가 부족하기 때문이다. 교육자가 부서별로 다빈도 입원 질환, 검사나 시술, 약물 중심으로 구조화해서 정리하도록 이끌어 보자. 신규간호사는 몇 단계의 시행착오를 줄일 수 있다. 매뉴얼과 현장 교육 주차별 교육 내용도 조금씩 구조화하여 자료로 준비해 두자. 자료가 완벽하다고 해서 대면 설명을 완전히 대체할 수는 없겠지만, 교육자의 설명 부담은 획기적으로 줄여줄 것이다. 신규간호사의 높은 사직률을 보면 선배 간호사들도 지쳐 있을 가능성도 크다. 선배에게는 온전히 자신의 설명만으로 성장시켜야 할 신규간호사가 있다는 것이 부담으로 인식될 수 있다. 구조화된 자료를 준비하면 부담을 줄일 수 있다.

메타인지로 성장 이끌기

신규간호사가 메타인지를 잘할 수 있도록 도우려면 교육자가 먼저 알고 실천해 볼 것을 권유한다. 메타인지는 '자기 점검(self-monitoring)'과 '자기 조절(self-regulation)'로 나뉜다(Flavell, 1979). 교육자 자신에 대해 알아차리기 위해 다른 사람에게 설명해 보자. 교육 업무를 하면서 신규간호사에게 설명하는 것도 좋다. 스스로 점검해 보자. 잠시 자신으로부터 거리를 두고 내가 놓친 것이 무엇인지, 지금 나는 어떠한지 물어볼 수 있다. 그 질문 하나만으로도 자신을 점검하고 몰랐던 부분을 발견할 수 있다. 이때 발견하고 경험한 것을 신규간호사 교육에 활용해 보자. 교육자가 먼저 성찰 노트를 사용해 보고 신규간호사에게 권하는 것도 바람직하다. 말로만 설명하는 것보다 경험에서 나온 작성 팁을 알려 줄 수 있다면 생생한 교육이 될 수 있다.

자기를 조절하는 일 또한 메타인지 영역이다. 신규간호사들이 현장 교육을 받거나 신규 시절을 지나면서 가장 어려워하는 것이 자기 조절일 것이다. 현장 교육 기간에 학습량이 많아서 어려움을 겪는다. 그런가 하면 학습계획을 작성할 수 있는 기본 틀이 마련되지 않아서 어려운 곳도 있다. 학습계획을 세우고 실행하는 일은 매우 중요하다. 교육 전담간호사의 가장 큰 고민이기도 할 것이다.

신규간호사의 입장에서 어떻게 하면 학습 동기를 유지하고 인지 부하를 예방할 수 있을지 먼저 고민해 보자. 교육 전담간호사의 머릿속에 이와 관련된 경험과 스키마가 구성되어 있으면 한결 수월할 것이다. 신규간호사의 학습계획을 토대로 신규간호사의 상황에 맞추어 도움을 주면 효과적이다. 계획의 큰 틀을 미리 작성해 주는 것도 도움이 된다. 큰 틀을 제공하고 병동 상황에 따른 작은 계획은 신규간호사가 직접 작성해 보도록 해 보자. 무엇부터 학습하면 좋을지 신규간호사의 사전 지식을 점검하면서 함께 계획하면 주도성을 높일 수도 있다.

자기 조절을 할 수 있으려면 마음을 다스리는 것이 중요하다. 임상 현장에 처음 적응하는 신규간호사를 돕는 일은 쉽지 않다. 그런 만큼 교육 전담간호사 자신의 마음부터 돌아보고 평안해야 다른 사람을 도울 수 있다. 때로 잠시 멈추고 호흡해 보자. 마음이 어지러우면 글로 써 보는 것도 도움이 된다. 차분해지는 경험을 할 수 있다. 자신을 스스로 도울 수 있어야 다른 이를 도울 수 있다. 교육자가 메타인지를 기를 수 있을 때 신규간호사의 성장을 도울 수 있다.

3. 후배의 성장을 돕는 리더
: 함께 배우고 성장하기

이 책의 대부분은 간호 학생이나 신규간호사에게 도움이 될 내용을 담았다. 또한 이들을 교육할 간호사가 준비해야 할 내용도 이야기했다. 그러나 신규간호사나 교육 전담간호사의 준비만으로는 성장에 한계가 있다. 무엇보다 이 모든 과정을 이끄는 리더의 역할이 있어야 조직 전체가 움직인다. 이제 후배와 함께 성장하는 리더의 역할을 이야기하려 한다.

지금부터 이어질 글은 앞에서 다룬 설명과는 결이 다르다. 이 글은 내가 간호 관리자로 지내던 당시에 늘 "나는 무엇 하는 사람인가?"에 대해 스스로에게 묻고 답했던 생각과 고민을 담아낸 것이다. 오랜 시간이 지난 지금도 그 본질적인 고민의 무게는 변치 않았기에, 당시의 기록을 선언적인 어조로 솔직하게 담아냈다.

리더의 선택: 행복한 일터는 '나의 존재 이유'에서 시작된다

리더는 조직이 원하는 방향으로 부서원을 이끌어 조직이 원하는 결과를

만들어 내는 사람이다.

조직의 방향과 내가 가고자 하는 방향이 늘 일치하는 것은 아니다.

다만 조직과 나의 방향이 일치될 때 행복할 수 있다.

조직의 방향이 나의 뜻과 다를 때에도, 소통에 참여함으로써 조직과 내가 가는 방향의 간극을 좁힐 수 있다.

조직과 나의 방향을 일치시킬 때 부서원을 갈등 없이 이끌 수 있다.

소통에 참여하고 안 하고는 나의 선택이다.

따라서 조직에서 일하는 것이 행복한가 그렇지 않은가도 내 선택의 결과이다.

왜 오늘 아침에도 힘들게 일어나 출근했는지 인식해야 한다.

지금 여기에 있는 존재 이유를 돌아봐야 한다.

나는 한 부서의 리더이자, 대한민국의 간호사다.

나는 물질적 보상보다 자신의 존재가치를 인정받는 것 그 자체를 더 큰 보상으로 여긴다.

리더 역할을 통해 물질적 보상을 얻고 존재가치를 인정받는다면 행복한 직장 생활을 하는 것이다.

리더는 간호사가 스스로 간호사로서의 존재 이유를 깨닫도록 돕는 사람이다.

리더의 업의 목적이 분명할 때 간호사들도 존재 이유를 인식할 수 있다.

리더의 몫: 신뢰로 여는 '두려움 없는 소통'

리더는 지금 여기서 일어나고 있는 일의 '의미 해석자'다.
동일한 현상이라도 모든 구성원이 동일하게 해석하는 것은 아니다.
리더가 현상을 어떤 의미로 해석해 주는가에 따라 간호사들이 받아들이
는 의미가 달라진다.

간호사들은 자신도 모르게 리더를 닮아 간다.
나와 함께 일하는 간호사들의 모습은 리더로서 내 모습의 반영이다.
내가 잘하면 굳이 이끌지 않아도 따라온다.
간호사들이 생각을 말하지 않는 것은 이전에 상처를 받거나 무시당한 경
험이 있었기 때문이다.
사람은 존중받고 있다고 느껴야 스스로 생각하고 행동한다.
안전하다고 느낄 때 비로소 생각을 말한다.

정서 상태가 인지능력을 변화시킨다.
불안하면 주의가 분산되어 판단 능력을 감소시킨다.
불안한 기분은 기억의 인출을 방해한다.
기분은 판단, 추론, 예측 등의 인지적 과정을 변화시킨다.
간호사의 기분은 리더의 표정과 몸짓 하나만으로도 쉽게 달라진다.

이 모든 것에 앞서 간호사들과의 신뢰 관계가 우선되어야 한다.
신뢰는 리더의 진심이 전해질 때 자라난다.

간호사들은 리더의 말뿐 아니라 표정과 행동을 통해 진심을 읽어낸다.

신뢰가 쌓여야 비로소 문화도 바뀐다.

문화는 사람들의 사고방식에 영향을 미친다.

무엇이든지 이야기하라고 하기 전에 누구나 말문을 열 수 있는 분위기를 만들어야 한다.

리더의 성장은 후배에게서: 함께 성장하는 간호의 선순환

나는 리더이기 전에 간호사들의 선배다.

선배로서 받은 간호의 훌륭한 전통을 후배에게 물려주어야 할 의무가 있다.

나뿐 아니라 모든 간호사는 후배를 성장시켜야 할 의무가 있다.

리더는 간호사를 관리하는 존재가 아니라 성장시키는 존재다.

리더가 간호사를 성장시키며 함께 성장할 때, 리더도 간호사도 성공을 경험한다.

리더는 간호사들이 스스로 일을 잘할 수 있게 만드는 사람이다.

간호사의 성장은 리더로부터 영향을 받는다.

간호사들은 리더를 통해 배운다.

간호단위는 업무를 수행하는 곳이자 학습의 장이다.

현장의 하루하루가 곧 학습이다.

간호단위 자체가 학습조직이 되고 학습조직 문화가 자리 잡으면 이후로는 저절로 함께 성장한다.

간호직은 전문직이다.

전문직은 꾸준히 연습하고 노력한다.

교육은 전문가로 성장하기 위해 받는 것이다.

실수나 오류는 힘들지만 가장 큰 학습의 기회가 된다.

리더는 문제를 직접 해결해 주기보다 질문을 던져 후배가 스스로 방법을 찾도록 이끌어야 한다.

그렇게 경험으로 배운 것은 장기기억에 저장되어 다시 쓰인다.

신규간호사에게 우리의 모습은 업무 판단의 기준이자 학습의 토대가 된다.

처음의 모습은 오래도록 기억에 남으며 표준으로 자리 잡는다.

신규간호사가 보고 있음을 항상 명심하고 매일 바른 모범을 보여야 한다.

리더에게 중요한 것은 좋은 신규간호사를 받는 것이 아니라, 그 신규를 훌륭한 간호사로 키우는 일이다.

후배들을 나보다 더 훌륭한 간호사로 키움으로써 나도 성공을 경험한다.

사람은 누구나 지속적으로 성장한다. 다만 성장의 속도가 다를 뿐이다.

부족한 후배라도 언젠가 더 큰 기쁨을 줄 수 있다.

리더는 간호사들의 실무에서 간호의 본질적 의미를 찾아 연결하고 해석해 준다.

그리하여 후배가 지금 하고 있는 일이 간호사로서 얼마나 의미 있는 일인지 스스로 깨닫도록 돕는다.

그러면 그들은 자신의 실무에서 간호의 의미를 발견하고, 언젠가 또 다른 후배에게 기꺼이 의미 전달자가 되어 줄 것이다.

나 역시 간호사들과 함께 성장하고 있다.

4. 함께 성장하는 일터
  : 학습조직 문화 만들기

간호단위가 학습조직으로 자리 잡으면 누군가가 이끌지 않아도 자연스럽게 함께 성장한다. 인수인계를 통해 간호사의 지식, 판단, 평가, 예측, 계획 등 사고 전반을 파악할 수 있다. 담당 환자에 대한 리뷰를 들으며 간호사의 환자에 대한 이해와 문제 인식 정도를 확인할 수 있다. 병원에서 교육을 제공하는 이유는 환자 간호에 도움이 되도록 하기 위함이다. 학습은 실무로 이어져야 한다.

학습조직은 일하면서 배우고, 그 배움이 다시 일에 반영되어 개인과 조직이 함께 성장하는 문화를 말한다. 구성원들이 원하는 결과를 이루기 위해 역량을 키우고 함께 학습하는 조직이라고 설명한다(Senge, 1990). 여기에 더해 학습조직에서는 개인과 팀의 학습이 조직의 성과로 연결된다고 본다(Watkins와 Marsick, 1993). 최근 미국 간호학 연구에서도 간호팀이 변화에 적응하고 회복력을 키우려면 리더가 먼저 학습하는 문화를 만들어 주어야 한다고 강조한다(Lyman 외, 2023).

이제 어떻게 하면 일이 곧 학습이 될 수 있는지 살펴보려고 한다. 간호사 개인의 차원에서부터 간호단위, 부서 차원의 학습으로 확대해 나가는 학습조직의 모습을 그려 볼 수 있다. 이 책을 마무리하는 글인 만큼, 한 권의 내용을 정리한 요약이기도 하다.

간호사 개인 차원의 학습: 일 속에서 배우는 힘

간호사 개인 차원의 학습과 사고에 대해 살펴보자. 배우고 생각한 것을 다시 업무에 반영하기 위해서 어떻게 해야 하는지 정리해 보려 한다.

첫째, **존재 이유**에 관해서다.

간호사로서 전문직관을 세운다. 또한 일의 의미를 간호전문직관과 연결하여 바라본다. 이어서 부서의 비전과 미션 및 전략을 이해하고 이를 자신의 가치관과 연결해 나간다. 이에 따라 자신에게 기대하는 역할을 인식하고 책임 있게 수행한다.

둘째, **학습**에 관해서다.

간호사는 끊임없이 학습하고 성장해야 하는 전문직이다. 스스로 학습 동기를 유지하기 위해 노력한다. 효과적이면서 효율적으로 학습하기 위해 학습 원리에 따라 주도적으로 학습한다. 생리학이나 약리학 등 기초지식에서 부족한 부분을 발견하면 보충 학습을 통해 원리를 이해한다. 학습 내용은 시각화하여 정리한다. 학습 내용의 전체와 부분 간의 관계를 파악하고 구조화하기 위함이다. 학습 내용은 이전 지식과 비교하여 이해하고 연결한다. 학습을 통해 알게 된 것은 동료와 공유하고 환자에게 설명하는 등 실무에 적용한다. 실무 적용이 곧 복습이 된다. 나아가 새롭게 적용한 결과를 평가하고 더 나은 실무를 계획하고 제안하는 데 활용한다.

셋째, **생각**에 관해서다.

간호사는 스스로 사고하고 판단해야 하는 직업이다. 생각이 정리되지 않을 때는 소리 내어 말하면 도움이 된다. 메타인지를 활용하여 모르는 것이나 놓친 것이 있는지 알아차리려고 노력한다. 비판적으로 사고하는 사람의 습관이 마음속에 자리 잡아 말과 행동으로 드러나도록 노력한다.

넷째, **전문가답게 말하고 기록하기**에 관해서다.

간호사는 환자의 상태를 원인과 결과 관계로 분석한다. 인간을 돌보는 전문가답게 명확하고 구체적인 전문용어와 존중의 언어를 사용하여 말하고 기록한다.

간호단위 차원의 학습: 함께 배우고 성장하는 팀

간호단위 차원에서 학습조직 문화를 만들기 위한 리더의 역할에 대해 정리해 보려 한다.

첫째, **존재 이유**에 관해서다.

간호단위의 리더는 간호사로서 자신의 전문직관을 세운다. 또한 간호사가 일하는 의미를 간호직의 동기와 연결하여 인식하도록 돕는다. 이를 위해 일의 의미에 대해 질문하고 간호사를 신뢰하고 존중하며 그들의 이야기를 들어 준다. 간호사의 존재 이유를 간호사에 대한 병원의 기대와 연결하도록 도와준다.

둘째, **두려움 없이 질문하고 생각을 말하는 분위기 만들기**에 관해서다.

리더는 간호사들이 두려움 없이 질문하고 답하고 아이디어를 낼 수 있는 문화를 만든다. 이를 위해 먼저 신규나 이동 간호사가 가벼운 일상적인 대화에서부터 말문을 트도록 돕는다. 리더는 간호사들이 생각을 말하도록 돕는 차원에서 질문을 던진다. 질문에 정답을 말하지 않더라도 생각을 말한 그 자체를 인정해 준다. 말문을 튼 후에는 간호사들이 말하거나 설명할 기회를 제공하고 수평적인 소통 분위기를 조성한다. 간호사의 제안이나 의견을 소중히 여기고 처리 결과를 설명해 준다.

셋째, **학습 돕기**에 관해서다.

리더는 간호사의 학습을 촉진하는 조력자다. 이를 위해 간호사가 주도적으로 학습하도록 돕는다. 이를 위해 신규간호사의 학습에 필요한 간호단위 차원의 스키마와 학습 자료를 마련하고 주기적으로 업데이트한다. 리더는 질문을 던지고 경청하여 간호사가 학습한 내용을 스스로 설명하도록 돕는다. 질문에 답하지 못하면 힌트를 주고 기다려주어 스스로 생각해 내는 성공을 경험하도록 돕는다. 기억보다는 이해 → 적용 → 분석 → 평가 → 창의적 사고를 끌어낼 수 있도록 질문의 수준을 점차로 높여 간다.

넷째, **생각 돕기**에 관해서다.

우리 간호사들이 간호사답게 생각하도록 도우면 간호사답게 행동하도록 도울 수 있다. 리더는 간호사가 비판적 사고 습관을 업무 속에서 기르도록 돕는다. 간호사가 스스로 자신을 돌아보고 조절하여 성장하도록 돕는다. 리더는 간호사에게 "왜?", "어떻게?"라고 묻는다. 인수인계를 통해 환자를 이해하고 간호를 계획하도록 돕는다. 나아가 인수인계가 간호사의 중요한 성장 포인트가 되도록 돕는다. 문제 상황에서 간호사들이 생각을 토의로 이끌 수 있도록 돕는다. 상황에 따라 간호사와의 면담을 통하여 비판적 사고를 촉진하는 방향으로 대화를 이끈다.

간호 조직의 학습: 학습을 지원하는 시스템

간호부서 차원에서 학습조직 문화를 만들어 가기 위한 리더의 역할에 대해 정리해 보려 한다.

첫째, **존재 이유**에 관해서다.

간호부서의 리더로서 자신의 전문직관을 세운다. 또한 간호단위 리더가 일하는 의미를 간호직의 동기와 연결하여 인식하도록 돕는다. 이를 위해 일의 의미에 대해 질문하고 간호단위 리더를 신뢰하고 존중하며 들어준다. 간호단위 리더의 존재 이유를 간호사에 대한 병원의 기대와 연결하도록 도와준다.

둘째, **두려움 없이 질문하고 생각을 말하는 분위기 만들기**에 관해서다.

누구나 두려움 없이 질문하고 답하며 자유롭게 의견 낼 수 있는 수평적 의사소통 문화를 만든다. 이를 위해 회의에서 자유롭게 의견을 주고받는 **소통 문화**를 이끈다. 상호 존중 문화에 앞장선다. 부서원의 제안이나 의견을 존중하고, 결과가 어떻든 과정을 투명하게 설명하고 제안자와 공유한다.

셋째, **학습과 생각 돕기**에 관해서다.

학습조직 문화가 조성되고 유지되려면 개인이나 리더만의 노력으로는 부족하다. 일에서 배운 것을 공유하여 다시 실무에 반영할 수 있도록 시스템을 구축한다. 실무와 학습이 선순환하는 시스템이 마련될 때 학습은 조직 문화 안에서 자라나고 확산한다.

간호는 간호사가 하는 것이다. 간호사 개인의 노력에 선배와 리더의 이끎이 더해질 때 성장도 앞당겨진다. 임상 현장은 어디나 바쁘고 복잡하다. 현재의 모습이 힘들고 지치더라도 틈을 내어 스스로에게 질문해 보자. "우리는 지금 어떠한가?" 잠시 물러서서 바라보자. 학습과 실무의 선순환을 만드는 일은 조직 문화로 자리 잡을 때 가능해진다. 학습조직이라는 문화의 씨앗을 뿌리고 물을 주면서 묵묵히 갈 길을 가 보는 건 어떨까? 씨앗은 물과 햇빛과 바람을 맞으며 싹을 틔우고 잎을 낸다. 그저 서로 존중하고 나누고 이끌고 따라보자. 어느새 간호의 터전이 함께 성장하는 장으로 펼쳐질 수 있다.

김춘수 시인의 시 〈꽃〉처럼, 이름을 불러 주면 비로소 다가와 꽃이 된다고 하지 않는가? 간호 리더는 간호사들이 하는 실무에서 간호의 본질적 의미를 찾아 연결하고 해석해 준다. 그리하여 자신이 하는 일이 간호사로서 얼마나 의미 있는 일인지 스스로 깨닫도록 돕는다. 그러면 기쁘게도 간호사들은 실무에서 스스로 간호의 의미를 찾아낸다. 그러고는 또다시 후배에게 기꺼이 간호의 의미 전달자가 되어 줄 것이다. 이 책이 그 씨앗이 되길 바라며 글을 마무리한다.

생각하는 간호사, 마침내 꽃이 되다

이제 '생각하는 간호사'로서의 여정을 마무리하고자 합니다.

독자 여러분께서는 이 책을 통해 임상 현장의 빠른 속도와 불확실성 속에서도 길을 잃지 않는 법을 찾았으리라 생각합니다. 또한 그 과정에서 불안을 자신감으로 바꾸는 소중한 경험도 하셨기를 바랍니다.

스스로 '나는 왜 일하는가?'라는 질문을 던지고, '자신의 존재 이유'를 끊임없이 성찰한다면 간호사로서의 길을 잃지 않을 것입니다. 그리고 메타인지를 통해 자신을 되돌아보는 성찰의 과정을 거친다면 실수를 성장의 귀한 기회로 바꾸어 주도적인 간호 전문가의 길로 힘차게 나아갈 수 있을 것입니다.

이 책을 함께 만들어 준 분들께

이 책이 완성되기까지 많은 분의 도움과 가르침을 받았습니다.

제 석·박사 학위 과정 전체를 지도해 주신 이화여자대학교 간호대학 명예교수 신경림 교수님께 깊이 감사드립니다. 교수님께서는 임상간호 교육자로서의 확고한 틀을 세워 주셨습니다. 이 책의 핵심인 '비판적 사고'의 화두를 던져 주신 저의 소중한 학문적 스승이십니다.

오래전부터 인지심리학 기반 박사 논문은 물론, 이 책의 핵심 내용인

Part 2와 Part 3의 인지심리학적 원리를 꼼꼼히 검토해 주신 이재호 전 계명대학교 심리학과 교수님께도 감사드립니다. 교수님의 깊이 있는 전문적인 조언은 이 책의 학문적 깊이를 더하는 데 결정적인 힘이 되었습니다.

마지막으로 서툴렀던 제가 오롯이 한 길을 걸어갈 수 있도록 곁을 지켜 주신 모든 동료 선후배님께 감사를 전합니다. 특히 이 책에 나오는 인지심리학적 적용 사례들의 테스터가 되어 주고, 일선 현장에서 오랜 시간 울고 웃으며 함께해 주었던 삼성서울병원 소화기내과병동, 혈액종양내과병동, 그리고 암병원 통원치료센터 간호사님들께 깊은 감사를 드립니다. 여러분 덕분에 이 책을 부족하나마 용기 내어 세상에 내놓을 수 있게 되었습니다.

임상 업무와 배움을 병행하는 긴 시간 동안 저에게는 병원이 늘 최우선이었습니다. 그럼에도 묵묵히 곁을 지켜 준 남편과 세 아이에게 진심으로 감사드립니다. 가족의 든든한 지원과 사랑 덕분에 업무와 학업, 그리고 이 책까지 무사히 완성할 수 있었습니다.

함께 간호의 꽃을 피워내는 그날까지

저의 존재 이유는 '대한민국 간호사'입니다. 지금껏 제가 경험한 것들을 이 땅의 더 많은 간호사들과 함께 나누고자 합니다. 함께 나누고 성장하는 것, 그리하여 우리 모두 함께 간호의 꽃을 피워내는 것, 이것이 바로 제가 이 책을 쓰면서 줄곧 꿈꾸어 온 모습입니다.

김춘수 시인이 노래했듯, 간호 리더가 후배 간호사의 이름을 진심으로 불러 줄 때 그들은 비로소 '꽃'이 될 것입니다. 그리고 그 후배는 머지않아 다시 선배가 되어 또 다른 후배의 이름을 불러 주는 아름다운 순환이 이어질 것입니다.

이 책이 첫걸음을 시작하는 후배 간호사에게는 든든한 안내서가 되고, 도중에 길을 잃고 헤매는 이에게는 희망의 등대가 되며, 후배의 성장을 돕고자 하는 간호 리더에게는 실용적인 통찰을 제공할 수 있기를 간절히 소망합니다.

이 책이 곧 '간호사답게 생각하는' 여정의 안내서가 되어, 모든 간호사들이 학습하는 조직 문화 속에서 함께 성장할 수 있기를 소망합니다.

2026년 2월

황 지 원

참고문헌

강윤정 & 차귀령. (2017). 기억을 만드는 해마, 기억에 정서를 입히는 편도체. 브레인, 63, 37-39.

국립국어원. 우리말샘. https://opendict.korean.go.kr

김성진. (2007). 기억의 장인, 해마와의 인터뷰. 브레인, 2, 60-61.

김용숙. (2020). 간호대학생의 실습역량 향상을 위한 개념지도 교수법의 효과. 학습자중심교과교육연구, 20(9), 237-252.

김은주 & 김진석. (2012). 스트레스와 해마: 뇌신경 기제의 시스템 분석. 한국심리학회지: 인지 및 생물, 24(1), 65-88.

김춘수. (1974). 꽃. 김춘수 시집. 민음사.

로에디거, H. L., 맥대니얼, M. A., & 브라운, P. C. (2014). 어떻게 공부할 것인가 (김아영, 역). 와이즈베리.

워든, J. B., & 헌트, R. R. (2014). 니모놀로지: 기억 전략의 심리학 (이재호 & 최윤경, 역). 학지사.

이선희 & 김순희. (2017). 간호윤리 교육에서 토론학습이 간호대학생의 비판적 사고 성향, 윤리적 가치관, 도덕 판단력에 미치는 효과. 한국자료분석학회지, 19(4), 2263-2276.

이정모, 김민식, 감기택, 김정오, 박태진, 김성일, 이광오, 김영진, 이재호, 신현정, 도경수, 이영애, 박주용, 조은경, 곽호완, 박창호, 이재식 & 이건효. (2006). 인지심리학. (개정판). 학지사.

이정모. (2009). 인지과학: 학문 간 융합의 원리와 응용. 서울: 성균관대학교출판부.

이정모 & 이재호. (1996). 기억 체계 이론. 이정모 편, 인지심리학의 제 문제. 성원사.

이정현, 김춘미, 이상림, 심성희, 장유선 & 박주희. (2022). 신규간호사들의 간호교육으로부터 임상 실무로의 전환 경험. 질적연구, 7(2), 95-105.

임정만 & 배제성. (2012). 여대생들의 학습전략에 대한 메타인지 판단과 실제 활용 아시아교육연구, 13(4), 359-384.

정효주. (2024). Z세대 신규간호사의 이직 경험. 박사학위논문, 고신대학교.

주은아, 박미현, 김인혜, 백지선 & 반자영. (2020). 신규간호사의 긍정심리자본, 조직몰

입, 소진의 변화. 임상간호연구, 26(3), 327-336.

최희선 & 이희승. (2020). 학습간격과 학습방법이 읽기자료의 지연기억수행에 미치는 영향. 교육심리연구, 34(2), 197–219.

카너먼, D. (2012). 생각에 관한 생각 (이진원, 역). 김영사.

캐롤, D. W. (2009). 언어심리학 (이광오 · 박현수 역). 박학사.

한국간호교육평가원. (2021). 간호학 학사 학위과정 간호교육인증평가 기준집. 서울.

한국간호교육평가원. (2023). 2024년도 상 · 하반기 간호교육인증평가 대학용 편람.

허은주 & 김은정. (2021). 간호대학생의 전공선택 동기가 진로결정 자기효능감과 전공만족도에 미치는 영향. 융합정보논문지, 11(12), 59–69.

황지원. (2008). 간호계획 수립 과정에서의 임상 추론: 언어보고 분석을 통한 접근. 박사학위논문. 이화여자대학교.

황현미, 김근희 & 송영숙. (2024). 병동간호사의 전자간호일지 기록 경험. 기본간호학회지, 31(4), 396–409.

Anderson, L. W., & Krathwohl, D. R. (Eds.). (2001). A taxonomy for learning, teaching, and assessing: A revision of Bloom's taxonomy of educational objectives. Longman.

Atkinson, R. C., & Shiffrin, R. M. (1968). Human memory: A proposed system and its control processes. In K. W. Spence & J. T. Spence (Eds.), The psychology of learning and motivation: Advances in research and theory (Vol. 2, pp. 89–195). Academic Press.

Berridge, K. C. (2007). The debate over dopamine's role in reward: The case for incentive salience. Psychopharmacology, 191(3), 391–431.

Bjork, R. A. (1994). Memory and metamemory considerations in the training of human beings. In J. Metcalfe & A. P. Shimamura (Eds.), Metacognition: Knowing about knowing (pp. 185–205). Cambridge, MA: MIT Press.

Buran, A., & Filyukov, A. (2015). Mind mapping technique in language learning. Procedia - Social and Behavioral Sciences, 206, 215–218.

Buzan, T. (1996). The Mind Map Book: How to Use Radiant Thinking to Maximize Your Brain's Untapped Potential. Plume.

Cahill, L., & McGaugh, J. L. (1998). Mechanisms of emotional arousal and lasting declarative memory. Trends in Neurosciences, 21(7), 294–299.

Cariñanos-Ayala, S., Arrúe, M., & Zarandona, J. (2021). The use of structured debate as a teaching strategy among undergraduate nursing students: A systematic review. Nurse Education Today, 98, 104766.

Cepeda, N. J., Pashler, H., Vul, E., Wixted, J. T., & Rohrer, D. (2006). Distributed practice in verbal recall tasks: A review and quantitative synthesis. Psychological Bulletin, 132(3), 354–380.

Clark, J. M., & Paivio, A. (1991). Dual coding theory and education. Educational Psychology Review, 3(3), 149–210.

Crowley, R., Alderman, E., Javadi, A.-H., & Tamminen, J. (2024). A systematic and meta-analytic review of the impact of sleep restriction on memory formation. Neuroscience & Biobehavioral Reviews, 167, 105929.

Cowan, N. (2001). The magical number 4 In short-term memory: A reconsideration of mental storage capacity. Behavioral and Brain Sciences, 24(1), 87–114.

Custers, E. J. F. M. (2015). Thirty years of illness scripts: Theoretical origins and practical applications. Medical Teacher, 37(5), 457–462.

Diekelmann, S., & Born, J. (2010). The memory function of sleep. Nature Reviews Neuroscience, 11(2), 114–126.

Ebbinghaus, H. (1913). Memory: A contribution to experimental psychology (H. A. Ruger & C. E. Bussenius, Trans.). Teachers College, Columbia University. (Original work published 1885)

Facione, P. A. (1990). Critical thinking: A statement of expert consensus for purposes of educational assessment and instruction (The Delphi Report; ED315423). American Philosophical Association.

Facione, P. A. (1990). Critical thinking: A statement of expert consensus for purposes of educational assessment and instruction. (ERIC Document No. ED315423).

Facione, P. A. (2023). Critical thinking: What it is and why it counts (2023 update). Insight Assessment. (https://insightassessment.com).

Fiske, S. T., & Taylor, S. E. (1984). Social cognition. McGraw-Hill.

Flavell, J. H. (1979). Metacognition and cognitive monitoring: A new area of cognitive-developmental inquiry. American Psychologist, 34(10), 906–911.

Garwood, J., Ahmed, A., & McComb, S. (2018). The effect of concept maps on undergraduate nursing students' critical thinking. Nursing Education Perspectives, 39, 208.

Haig, K. M., Sutton, S., & Whittington, J. (2006). SBAR: A shared mental model for improving communication between clinicians. Joint Commission Journal on Quality and Patient Safety, 32(3), 167–175.

Hebb, D. O. (1949/2005). The organization of behavior: A neuropsychological theory. New York, NY: Psychology Press.

Jaafarpour, M., Aazami, S., & Mozafari, M. (2016). Does concept mapping enhance learning outcome of nursing students? Nurse Education Today, 36, 129–132.

Kafkas, A., & Montaldi, D. (2018). Expectation affects learning and modulates memory experience at retrieval. Cognition, 180, 123–134.

Keller, J. M. (1987). Development and use of the ARCS model of instructional design. Journal of Instructional Development, 10(3), 2–10.

Keysers, C., & Gazzola, V. (2014). Hebbian learning and predictive mirror neurons for actions, sensations and emotions. Philosophical Transactions of the Royal Society B: Biological Sciences, 369(1644), 20130175.

Kim, H. S. (2015). The essence of nursing practice: Philosophy and perspective. Springer Publishing Company.

Kim, W. J., & Park, J. H. (2019). The effects of debate-based ethics education on the moral sensitivity and judgment of nursing students: A quasi-experimental study. Nurse Education Today, 83, 104200.

Kirschner, P. A., Sweller, J., & Clark, R. E. (2006). Why minimal guidance during instruction does not work: An analysis of the failure of constructivist, discovery, problem-based, experiential, and inquiry-based teaching.

Educational Psychologist, 41(2), 75–86.

Kuiper, R., Pesut, D., & Kautz, D. (2009). Promoting the self-regulation of clinical reasoning skills in nursing students. The Journal of Nursing Education, 48(8), 458–465.

Lally, P., van Jaarsveld, C. H. M., Potts, H. W. W., & Wardle, J. (2009). How are habits formed: Modelling habit formation in the real world. European Journal of Social Psychology, 40(6), 998–1009.

Lahl, O., Wispel, C., Willigens, B., & Pietrowsky, R. (2008). An ultra short episode of sleep is sufficient to promote declarative memory performance. Journal of Sleep Research.

Lenroot, R. K., & Giedd, J. N. (2006). Brain development in children and adolescents: Insights from anatomical magnetic resonance imaging. Nature Reviews Neuroscience, 7(10), 677–685.

Lin, H. C., Hwang, G. J., & Hsu, Y. D. (2019). Effects of ASQ-based flipped learning on nurse practitioner learners' nursing skills, learning achievement and learning perceptions. Computers & Education, 139, 207–221.

Luck, S. J., & Vogel, E. K. (1997). The capacity of visual working memory for features and conjunctions. Nature, 390(6657), 279–281.

Lucassen, P. J., Pruessner, J., Sousa, N., Almeida, O. F. X., Van Dam, A. M., Rajkowska, G., Swaab, D. F., & Czeh, B. (2010). Neuropathology of stress. Acta Neuropathologica, 127(1), 109–135.

Lyman, B., Prothero, M. M., & Watson, A. L. (2023). Building thriving healthcare teams through organizational learning. Journal of Nursing Administration, 53(5), 257–263.

Ma, Y. C., Jiang, J. L., & Lin, Y. C. (2023). The Outcome-Present State Test model ofclinical reasoning to promote critical thinking in psychiatric nursing practice among nursing students: A mixed research study. Healthcare, 11(4), 545.

Mayer, R. E., Mathias, A., & Wetzell, K. (2002). Fostering understanding of multimedia messages through pre-training: Evidence for a two-stage theory of mental model construction. Journal of Experimental Psychology: Applied, 8(3), 147–154.

McCormick, C. B. (2003). Metacognition and learning. In W. M. Reynolds & G. E. Miller (Eds.), Handbook of psychology: Educational psychology (Vol. 7, pp. 79–102). Wiley.

Mednick, S. C., Nakayama, K., & Stickgold, R. (2003). Sleep-dependent learning: A nap is as good as a night. Nature Neuroscience, 6(7), 697–698.

Miller, G. A. (1956). The magical number seven, plus or minus two: Some limits on our capacity for processing information. Psychological Review, 63(2), 81–97.

Novak, J. D., & Gowin, D. B. (1984). Learning how to learn. Cambridge University Press.

Oberauer, K. (2019). Working memory and attention – A conceptual analysis and review. Journal of Cognition, 2(1), 36.

Pauk, W. (2010). How to Study in College. Cengage Learning. (Original work published 1962).

Paul, R., & Elder, L. (2014). The miniature guide to critical thinking: Concepts and tools (7th ed.). Foundation for Critical Thinking Press.

Pedale, T., & Santangelo, V. (2015). Perceptual salience affects the contents of working memory during free-recollection of objects from natural scenes. Frontiers in Human Neuroscience, 9, 60.

Pessoa, L. (2008). On the relationship between emotion and cognition. Nature Reviews Neuroscience, 9(2), 148–158.

Pesut, D. J., & Herman, J. (1998). OPT: Transformation of nursing process for contemporary practice. Nursing Outlook, 46(1), 29–36.

Reif, F. (2008). Applying cognitive science to education: Thinking and learning in scientific and other complex domains. MIT press.

Richards, J. B., Hayes, M. M., & Schwartzstein, R. M. (2020). Teaching clinical reasoning and critical thinking: From cognitive theory to practical application. Chest, 158(4), 1617-1628.

Richardson, M. P., Strange, B. A., & Dolan, R. J. (2004). Encoding of emotional memories depends on amygdala and hippocampus and their interactions. Nature Neuroscience, 7(3), 278-285.

Senge, P. M. (1990). The fifth discipline: The art and practice of the learning organization. New York, NY: Doubleday.

Scheffer, B. K., & Rubenfeld, M. G. (2000). A consensus statement on critical thinking in nursing. Journal of Nursing Education, 39(8), 352-359.

Scriven, M., & Paul, R. (1987, Summer). Defining critical thinking. Paper presented at the 8th Annual International Conference on Critical Thinking and Education Reform, Sonoma State University, CA, United States.

Shields, G. S., Sazma, M. A., & Yonelinas, A. P. (2016). The effects of acute stress on core executive functions: A meta-analysis and comparison with cortisol. Neuroscience & Biobehavioral Reviews, 68, 651-668.

Simmons, B. (2010). Clinical reasoning: concept analysis. Journal of Advanced Nursing, 66(5), 1151-1158.

Sweller, J. (1988). Cognitive load during problem solving: Effects on learning. Cognitive Science, 12(2), 257-285.

Sweller, J., & Chandler, P. (1991). Evidence for cognitive load theory. Cognition and Instruction, 8(4), 351-362.

Taylor, D. C., & Hamdy, H. (2013). Adult learning theories: Implications for learning and teaching in medical education: AMEE Guide No. 83. Medical Teacher, 35(11), e1561-e1572.

Tucker, M. A., Humiston, G. B., Summer, T., Wamsley, E. J., & Nijboer, M. (2011). Delayed onset of a daytime nap facilitates retention of declarative memory. PLOS ONE, 6(8), e12131.

Victor-Chmil, J. (2013). Critical thinking versus clinical reasoning versus clinical judgment: Differential diagnosis. Nurse Educator, 38(1), 34-36.

Vogel, S., & Schwabe, L. (2016). Learning and memory under stress: Implications for the classroom. npj Science of Learning, 1(1), 16011.

Watkins, K. E., & Marsick, V. J. (1993). Sculpting the learning organization: Lessons in the art and science of systemic change. San Francisco, CA: Jossey-Bass.

Willoughby, T., & Wood, E. (1994). Elaborative interrogation examined at encoding and retrieval. Learning and Instruction, 4(2), 139–149.

Wilson, T. D., & Brekke, N. (1994). Mental contamination and mental correction: Unwanted influences on judgments and evaluations. Psychological Bulletin, 116(1), 117–142.

World Economic Forum. (2025). The Future of Jobs Report 2025. Geneva: World Economic Forum.

Young, J. Q., Van Merriënboer, J., Durning, S., & Ten Cate, O. (2014). Cognitive load theory: Implications for medical education: AMEE guide no. 86. Medical Teacher, 36(5), 371–384.

간호사답게 생각하기

ⓒ 황지원, 2026

초판 1쇄 발행 2026년 2월 25일

지은이　　황지원
펴낸이　　이기봉
편집　　　좋은땅 편집팀
펴낸곳　　도서출판 좋은땅
주소　　　서울특별시 마포구 양화로12길 26 지월드빌딩 (서교동 395-7)
전화　　　02)374-8616~7
팩스　　　02)374-8614
이메일　　gworldbook@naver.com
홈페이지　www.g-world.co.kr

ISBN　979-11-388-5437-5 (03510)